ダイエットしたい人の

やせるキッチン

森 由香子

青春新書
PLAYBOOKS

はじめに

何度もダイエットにチャレンジしてきたのだけれど、辛いばかりでなかなか体重が減らない……。

そう感じている方は、ダイエットの前にやるべきことがあります。

それは、あなたのキッチンを、「太るキッチン」から「やせるキッチン」に変えること。

「太るキッチン」には、知らず知らずのうちに食欲を刺激したり、食べる量を増やしてしまう〝太らせポイント〟がいくつも潜んでいます。

「太るキッチン」になっている限り、がんばってダイエットしても、体重は思うように減りません。食べるのを我慢したり毎日体重計を確認したりする前に、まずはあなたのキッチンを「やせるキッチン」に変えましょう。

本書では、冷蔵庫、ダイニング、テーブルまわり、戸棚、食器、調理器具、食事や料理をするときの環境などに潜む〝太らせポイント〟と、簡単に実行できる解消方法をシンプルにご紹介しています。

たとえば、冷蔵庫の食材のそろえ方や並べ方をひと工夫するだけで、スイーツや炭水化物に手が伸びてしまう機会を減らすことができます。ランチョンマットや食器を変えるだけで、今までより少ない量で満足できるようになります。

本書の内容に沿ってあなたのキッチンを「やせるキッチン」に変身させていけば、食習慣と生活パターンが自然と変わります。

ダイエットするなら、まずはキッチンを変える——これこそが、理想の体重に近づく一番の近道なのです。

ダイエットしたい人の
やせるキッチン
contents

Part 1

やせる食卓

Part 2

やせるキッチン

Part 3

やせる冷蔵庫

Part 4

太るキッチンにあるもの、ないもの

Part 5

やせる調理、太る調理

Part 6

やせる食材選び

Part 1

やせる食卓

自分がどれだけ食べたかわからない…
大皿盛りは危険です

家族全員の分を大皿に盛りつけて、めいめいで取り分けるのは楽しいものです。見た目も豪華ですし、食も進みます。

ということは……やせたい人には当然、おすすめできません。

めいめいで取り分けるスタイルだと、自分がどれくらい食べたのかわからず、知らず知らずのうちに食べすぎてしまいます。同じ理由で、鍋やフライパンごと出す料理もＮＧです。

体型を維持している人は、自分がいつもどれくらい食べているのか意識しながら食事しているものです。やせたいのであれば、自分の食欲と食事量を自己管理する姿勢が必要不可欠です。料理は１人前ずつ器に盛りつけて、量を把握しながらいただきましょう。

お皿を小さくするだけで、食事の満足度がアップする⁉

誤解されがちなのですが、やせる秘訣、太らない秘訣は、〝我慢〟ではありません。むしろ食事の量を抑えつつ、いかに〝満足〟できるかにかかっています。

食べる量が少ないと感じてしまうと、満足感が得られず、後々まで空腹感を引きずってしまいます。すると、つい間食に走ってしまったり、次の食事で食べすぎたりしてしまいます。

そこで、多少おかずが少なめであっても、「けっこう量はあったな」と思える、とても簡単な方法をお教えしましょう。

盛りつけの際、なるべく小さめのお皿を使うのです。

たとえば、直径30センチのお皿と20センチのお皿にまったく同じ量の料理をのせた場合、20センチの皿に盛った料理のほうが、量は多く見えます。実際、大きいお皿の真ん中にちょこっと料理があるより、小さいお皿にはみ出しそうになっているほうが、同じ量でもたくさん盛ってある感じがするでしょう。

これは「デルブフ錯視」という目の錯覚によるものです。同じ大きさの赤い円のまわりに、大きな同心円を描いたときと、小さな同心円を描いたときでは、小さな同心円を描いたときのほうが、中の赤い円が大きく見えるのです。

このデルブフ錯視を利用した食事の摂取量の実験では、お皿を30センチから25センチに替えただけで、カロリー摂取量が平均で20％以上低下したと報告されています。

これが毎日続けば、カロリー摂取量は大きく変わってきます。体重も少しずつ減っていくはずです。

お皿の色を濃いものに変えるだけで、やせ体質に!?

もうひとつ、お皿を工夫することで、食べる量が無理なく減らせるコツをご紹介しましょう。

料理を盛りつけるとき、お皿の色を料理と対照的な色にするのです。たったこれだけのことで、盛りつける量が自然と少なめになるという研究結果があります。

たとえば、白いカルボナーラソースのパスタを白いお皿に盛りつけるときと、赤いお皿に盛りつけるときでは、赤いお皿に盛りつけるときのほうが、量が少なめになるというのです。

料理とお皿の色が対照的だと、食器と料理の色の違いがはっきりするので、皿に盛っている量をはっきりと把握できます。ところが、料理とお皿が同じような色だと、ぼんやりとして量がいまひとつつかめません。そのため、無意識のうちに盛りつける量が増えてしまうのだろうと考えられているのです。

同様に、赤いトマトソースのパスタであれば、赤いお皿よりも白いお皿に盛ったほうが量が少なくなる傾向にあります。

肉料理と野菜の付け合わせ、ライスを一緒に盛りつけるワンプレート料理の場合は、白いお皿ではなく、赤や青など、濃い色のお皿にしましょう。ライスの量を減らしやすくなります。

加えて、小さめのお皿を使えば、デルブフ錯視の効果で料理の量が多く見えて、たくさん食べたような満足感も得られるでしょう。

食べすぎを防ぐ秘策が、「ランチョンマット」にあった！

料理が好きな人は、時間があるといろいろなおかずを作って次々食卓に並べる傾向にあります。趣味としては素敵なことですが、やせたいのであれば、ちょっと考えものです。

自分で作らなくても、家族に料理好きがいる人や、いろいろな惣菜を買ってくるのが好きな人も要注意です。

そういう方の食卓を拝見してみると、ごはんと汁物はもちろん、肉や魚のメイン料理が3品以上あったりして驚きます。どれくらいが適量か感覚的にわからないようで、これでは太ってしまうのも当然です。

そこで私がおすすめしているのは、ランチョンマットの活用です。食事をするときは必ずランチョンマットを使うようにして、並べるのはそこにのるだけと決めてしまいましょう。

市販のランチョンマットは35×45センチサイズのものが多いですが、和食の場合、ちょうど主食、主菜、副菜が2種類、汁物、箸と箸置きがのる大きさです。洋食でも、主食のお皿、メインと付け合わせを盛った皿と、サラダ、スープカップでいっぱいになります。この面積にスッキリ収まるだけの品数であれば、食べすぎは防げます。

ランチョンマットを敷いて器にもこだわると、見た目もとてもおいしそうになるので、食事時間が充実します。楽しみながら食事に集中してゆっくり味わって食べれば、たとえ量が以前より減っても満足感が得られ、無理なく食べる量も落ちていきます。

今まであまり使っていなかった人は、さっそく2〜3枚、お気に入りのマットを家族でそろえてみてください。

やせるキッチンは、「ブルー」を意識して取り入れる

やせるためには、食欲をコントロールすることが重要です。「それができれば苦労はしない！」という声が聞こえてきそうですが、実はちょっとキッチンを工夫するだけで、食欲を抑える方法があります。

キッチンやダイニングの壁紙をはじめ、ランチョンマットや皿などの食器類をブルー系にするのです。青色は自然な食材にあまり存在しない色であるため、人間の食欲を自然と減退させるといわれています。また、青は興奮を抑える色でもあるので、ストレスによる食べすぎなどを予防する効果も期待できます。

ただし、黄色い食べ物はバックが青いと補色効果（お互いの色を引き立て合う効果）によっておいしそうに見えてしまうので、さつまいもやかぼちゃをたくさん使った料理などには使わないようにしましょう。

食事中に箸を置かずに食べると、早食い、ドカ食いを招く

ここでひとつ質問です。あなたは、食事中、箸置きに箸を置くことはありますか。それとも、食べはじめたら食べ終わるそのときまで箸を手にしたままでしょうか。

食事中に手にした箸を持ったままの人は、実は太りやすい傾向にあります。実際、太っている人と食事をすると、手から箸を一瞬たりとも離さず、一気に食べてしまうことが少なくありません。当然、早食いやドカ食いになりがちです。

ついつい食べすぎてしまいがちで、なかなかやせられない人は、食事の時間が短いことが多く、満腹中枢が満腹サインを出す前にどんどん食べてしまいます。満腹感が得られないうちに食事が終わってしまうため、おかわりをしたり、食後もだらだらと間食をしたりしてしまうのです。

そこで、こうした傾向がある方にぜひ試していただきたいのが、食事の途中で何度

か箸を置く習慣です。

できれば、ひと口食べたら噛み終わるまでの間、箸を箸置きに置いておきましょう。自然と食事の時間が長くなり、満腹感も得やすくなって、食事量も減っていきます。

ひと口ごとに箸を置くのが難しければ、最初は、食事中に最低1回置いてみるだけでもいいです。今まで食事中は空腹を満たすことで頭がいっぱいになっていた人は、箸を置いてみると、自分があまり噛まずにどんどん食べ物を口に運んでいたことに気づくと思います。

ときどき箸を置いてじっくり噛んで食べれば、消化も良く、便秘防止にもなる上に、顔の筋肉の引き締めにもなるなどメリットがたくさんあります。健康のためにも、ぜひ取り入れるべき習慣です。

食べすぎを防ぐ秘策が「箸」にあった！

食べすぎを防ぐために、ごはん茶碗を小さくしてみたり、野菜のおかずを多めにしてみたりと、さまざまな工夫をされている方がいらっしゃいます。それはそれで続けていただきたいのですが、ひとつ、なかなか気づかない、とても気軽にトライできる秘策があります。

お箸を、先が極細のものに替えるのです。必然的にひと口の量が少なくなります。小さな米粒までしっかりつかめるので、使っていてもとても気持ちがいいです。

そして、前述の通り、必ず箸置きも食卓にセットすることを忘れずに。箸を置く回数が増え、早食いの防止にもなります。気に入った箸置きをいくつかそろえておくと、食事の時間が楽しくなります。

調味料は小皿に。「かける」をやめて、「つける」に！

なかなかやせない人、太りやすい体質だという人には、濃い味つけが好きな人が多く、味がついている料理にさらに調味料をたくさんかける傾向にあります。

また、揚げ物はもちろん、カレーや付け合わせの野菜など、何にでもソースやマヨネーズ、しょうゆなどをたっぷりかけてしまいます。

調味料はカロリーも塩分も高いので、使う量は極力抑えるべきです。必要最低限を小皿に出して、「かける」から「つける」に、習慣を変えてしまいましょう。これだけで使用量をかなり減らせます。

おかずの味が濃くなると、どうしてもごはんを食べすぎてしまいます。お酒も進み、さらに食欲が止まらなくなります。薄味の食事に慣れることは、やせやすくなることと直結しているのです。

食卓にあるモノがあると、摂食中枢が刺激され、つい手が伸びて…

やせたい人に意識してほしいものといえば、脂質や糖質が多いスイーツや炭水化物だけではありません。見落とされがちなのが、ふりかけの〝魔力〟です。

ふりかけは商品によりますが、1袋（2・5g）で9㎉はあります。たとえカロリーが少ないふりかけでも、使えば使うほどごはんをたくさん食べることになるので、摂取カロリーは増加します。

そもそも、味の濃いふりかけは摂食中枢を刺激して食欲を旺盛にします。要するにやせたい人の天敵ともいえる存在なのです。

ですから、ふりかけは、食事の際、とにかく食卓に置いておかないようにしましょう。食事中、目の前にふりかけがあると、どんどん使って摂取カロリーを上げてしまいます。

同じ理由で、食卓に塩こしょうやしょうゆを常備しておくのもよくありません。濃い味つけになってごはんが進んでしまいます。

食卓の上は常にきれいに片づけ、何も置いておかないように心がけましょう。

「テレビを見ながらの食事」は太る！

食事の量を自分でコントロールするためには、自分がいったい何をどれくらい食べているのか、しっかり把握することが大切です。

「さすがに自分が何をどれだけ食べているかくらいは、わかっている。ただ、我慢できないだけ」と思われている方が多いのですが、本当にそうでしょうか。

実は、テレビを見ながら食事をしたり、何か考え事をしながら食事をしたりしていると、人は食べることに集中できず、何をどれだけ食べたかちゃんと頭に入ってきません。そのため、自分が思っているよりも多めに食べ物を口に運んでしまっていることがあるのです。

言われてみれば、真剣にテレビを見ながらの食事や、誰かと仕事の話をしながらの食事、次の予定のことで頭がいっぱいのときの食事など、気づいたら食べ終わっていて、あまり食べた気がしなかったという経験はないでしょうか。そういうときは、おそらく自覚がある以上にたくさん食べてしまっている可能性が高いのです。

とある研究では、アニメ映画を見ながらスープの食事をしてもらうときと、映画を見ずにスープの食事をしてもらうときで比較をした結果、映画を見ているときのほうが、スープを飲んだ量が増えたそうです。

これは、映画を見ていることでスープの味に集中できなくなり、必要以上に口に運んでしまった結果と考えられています。

食事をするときは食事に集中し、ひと口ひと口をちゃんと味わいながら食べましょう。たったこれだけで、自分が何をどれだけ食べているのかしっかり感じられ、満腹感をはっきり得られるようになるはずです。

ぜひ今日から実践してみてください。

「食べたい！」気持ちが起きたら、6秒我慢する！

食欲をコントロールするもっともお手軽な工夫は、「食べたい！」と思ったときに、心の中で6秒数えることです。

このわずか6秒の間に、「食べたい！」という衝動が落ち着き、「食べたら太る」「食べたらこれまでの我慢が台無し」といった理性が働くからです。

この6秒ルールは、アンガーマネジメントといって、怒りをコントロールする心理学的トレーニングの応用です。

人は怒りが湧いてきたとき、心の中で6秒数えることで気持ちを落ち着かせることができるという考え方がもとになっています。

とにかく、「食べたい！」という気持ちにそのまま反応しないこと。これがやせるための第一歩です。

「お腹がいっぱい」と声に出して脳を騙す……は、効果ある!?

食欲をコントロールするちょっとした工夫は、ほかにもいくつかあります。たとえば、「お腹がいっぱい」と声に出して自分の脳を騙す方法です。心理学でいうところの自己暗示です。

小腹がすいて間食してしまいそうなとき、夜リラックスしていてお菓子が食べたくなるときなど、「もうお腹いっぱい。もう食べたくない」と声に出してみるのです。何回か復唱してみましょう。なんとなく、食べなくても平気な気分になってきませんか？

加えて、何か食べたくなったら、お腹や太ももなど、自分が気になっている部位をさわりつつ、「私は食欲をコントロールして、この脂肪とおさらばする！」と口に出してみるのもよいでしょう。

水太りを気にして水を飲まないと、かえって太る

特に女性に多いのですが、水を飲むとむくむから……と、水太りを気にして水を飲まない方がときどきいらっしゃいます。

しかしこれは、大きな勘違いです。

まず最初に言っておきたいのは、水にはカロリーがないので、水をたくさん飲んだからといって脂肪が体につくことはあり得ません。

それどころか、近年の研究では、水をしっかり飲むとやせやすくなるという報告もあり、注目を集めています。

たとえば、低カロリー食を12週間食べ続ける実験で、食事の前に500㎖の水を飲んでから食べるグループと、飲まずに食べるグループで体重の違いを比較したところ、水を飲んだグループのほうが、平均でなんと2キロも多くやせていたといいます。

肥満と水の関係はまだ研究段階で、はっきりとした理由はわかっていないのですが、水を飲むことで満腹感が高まり、自然と食べる量が減ったのではないかと考えられています。

理由はさておき、ダイエットしたいのであれば、水は飲まないようにするより、しっかり飲んで水分補給につとめたほうがいいことは確か。ただし、水を飲むだけでやせるということではないので、食事の量や内容にも注意は必要です。

食べすぎ・飲みすぎを防ぐ、「おいしいと感じているところでストップ法」

なかなかやせないという人にお話を聞いてみると、「私は食べるのが大好きだからついたくさん食べてしまうんです」とか「自分は食欲旺盛なので、たくさん食べずにはいられないんです」と、おっしゃることがあります。

確かに食べることは生きる幸せのひとつですし、湧き上がってくる食欲を常に自制するのは簡単なことではありません。

でも、つい食べすぎたり飲みすぎたりしてしまうという方には、今一度確認してほしいことがあります。

食べたり飲んだりしているとき、本当にずっとおいしいと感じていますか。途中からは、あまり味など意識することなく、もうこれ以上は欲しくないと感じるところまで、なんとなく食べたり飲んだりし続けていることはないでしょうか。

これからは、食事や晩酌をするとき、しっかり味わいを意識してみてください。料理やお酒が本当においしいと感じるのは、最初のひと口や1杯だったりするものです。そのあともしばらくはおいしいですが、途中からはそこまでおいしいと感じなくなってくるはずです。

ですから、料理もお酒も、本当においしいと感じているところでストップする癖をつけましょう。最初はよくわからないかもしれませんが、意識しているとだんだんわかってきます。おそらくそこが、腹八分目、もしくは腹七分目の分量にあたるのだと思います。

常に食べすぎたり飲みすぎたりしがちな人は、食べることや飲むことにとらわれて執着してしまう傾向があるようです。食べ物もお酒も、また明日もあるはずです。心配せず、よきところで切り上げましょう。

食後に「口寂しい」は、食事を見直すサインです

食事をコントロールしている最中、食後に口寂しさを感じたら、食事内容を見直したほうがよいでしょう。おそらく、食事量や品数が少なすぎるのです。満足感が得られず、挫折につながります。食事コントロール中も主食、主菜、副菜を必ずそろえて、少量多品目を心がけましょう。

あるいは、咀嚼《そしゃく》があまり必要ない柔らかい食品ばかりになっているのかもしれません。咀嚼は消化を良くするだけでなく、満腹中枢を刺激し、食欲を抑える効果があります。根菜類や肉など、ある程度噛み応えのあるメニューをプラスしましょう。

それでもどうしても食後に口寂しいときは、ノンカロリーの飴をひとつなめることをおすすめします。満足感が得られ、お腹も落ち着きます。

お酒のグラスは、ひと回り小さいものに変えて

お酒がとても好きな人でやせたい人に話を聞いてみると、「自分はお酒は飲むけれどごはんは食べないので、お酒の量は減らしません」と言われたりします。

お酒は適量ならむしろ体に良いといわれたりしますが、ダイエットの観点からは、酒量は減らすにこしたことはありません。お酒を飲むと食欲が湧いて、結局おつまみをたくさん食べることになりがちだからです。

それでも、適量でやめられる人はいいのですが、お酒が好きな人は毎晩のように、酔いが回ってくるまで飲んだりします。すると、自制心がきかなくなって、途中から揚げ物などカロリーが高いおかずをたくさん食べたり、味に鈍感になって調味料をやたらかけたり、だらだらとお菓子を食べ続けたりしてしまうのです。

これでは、昼間どんなにがんばってダイエットしていても、せっかくの努力が水の

泡です。少なくとも、酔っぱらうほどお酒を飲まないようにしましょう。

酒量を減らす工夫としては、まず、お酒用のグラスをひと回り小さいものに替えること。同じ大きさのチェイサーも用意して、必ず水と交互に飲むようにします。

ビールも350㎖がすべて入るグラスは使わず、ふた口ほどで飲みきる小さいグラスを使うこと。少しずつ自分でグラスについで飲んでいくと、大量に飲まなくても意外と満足できます。

秋から冬にかけては、日本酒やワインは、できれば温めていただきましょう。冷たいものよりも飲むスピードが遅くなり酒量を減らすことができます。

とにかく、お酒と料理の味と量がちゃんとわかるところでストップすることが肝心です。健康でいれば、また明日も飲めます。そのためにも、1日の酒量を抑えていきましょう。

Part 2

見せるキッチン

やせにくい人の家には、計量スプーンや計量カップがないことが…

体型が気になりはじめたら、まずはキッチンのどこにあるか確認してほしいものが2つあります。

それが、計量スプーンと計量カップ。

長年、管理栄養士をやってきて、肥満の患者さんとお話ししていて気づいたことのひとつが、やせにくい方には計量スプーンや計量カップを持っていない人が多いということです。あるいは、持っていてもどこかにしまったままで、まったく使っていないのです。

やせたいのであれば、料理をする際、目分量ではなく、できるだけスプーンやカップを使って何をどれだけ入れているのか確認するようにしてみてください。砂糖はもちろん、油、調味料、ごま、小麦粉など、普段何気なく使ってしまっているものにはカロリーがとても高いものがたくさんあります。たとえばマヨネーズは大さじ1杯で80㎉、ごまは大さじ1杯で51㎉もあります。

日頃から計量スプーンやカップを使っていると、自分が作っている料理にどれだけカロリーがプラスされているのか、ちゃんと認識できるようになってきて、自然と使いすぎに注意するようになります。

実際、「たいして食べていないのに体重が減らないんです」という方に食事内容をうかがってみると、調味料を使いすぎている人が多く見受けられます。また、栄養指導の際、計量スプーンを使って調味料のカロリーをお伝えすると、あまりの多さに驚かれる人も少なくありません。ソースやマヨネーズなど、「もっと使っている」とおっしゃる方もいます。

まずは計量スプーンやカップを使う習慣を身につけましょう。

便利な「作り置き」が、太りやすさの原因だった!?

忙しい毎日、食事の「作り置き」は多くのご家庭で欠かせない習慣になっていると思います。実は、この一見、無駄のない効率的な習慣が、太る一因となっていることがあります。

作り置きをする際、1日にどれくらい食べるかちゃんと考えずに無計画に作ると、思った以上に大量にできてしまうことがあるでしょう。これが問題なのです。

作ってしまった以上、無駄にはしたくないものです。もったいないので消費しようと、どうしても一度に食べる量が増えてしまいます。毎日繰り返されれば、カロリーが積み重なって余分な脂肪になりかねません。

作り置きする際は、1日にどれくらい食べるかを考えて、無理なく消費できる量を計画的に作りましょう。

お風呂のあとはビール…その行動連鎖が「ニセの食欲」を高める！

人間の体はよくできているもので、必要な食事量をきちんととれば、それ以上食欲は湧かず、不必要なカロリーをとることもあまりありません。

でも私たちは、時に食欲が暴走したり、本当はそれほど食べたいわけでもないのについ食べてしまったりしがちです。その大きな原因のひとつが、「ニセの食欲」です。

ニセの食欲とは、たとえば人が食べているのを見ると食べたくなるなど、本当に体が欲している食欲ではなく、何らかの理由で引き起こされる無駄な食欲を指していま す。ニセの食欲に振り回されてしまうと、不必要なカロリー摂取により、体に脂肪がつきやすくなります。

そんなニセの食欲を高める原因のひとつが、「お風呂のあとには必ずビールを飲む」といった、ある行動に紐づけされた食習慣です。「食の行動連鎖」という言葉で表現されることもあるようです。

こうした食の行動連鎖が起きてしまうと、本当はそれほどビールを欲していないときでも、お風呂に入っただけで、そのあと、半ば無意識にビールを飲んでしまいます。さらに「ビールを飲むときはつまみを食べる」習慣があれば、つまみでカロリーを増やしてしまうことになります。

同様に、「テレビを見るときはお菓子を食べる」という習慣が定着していれば、テレビを見るときは必ずお菓子を用意してしまう。「会社についたら毎朝コーヒーと一緒にクッキーを1枚食べる」という習慣があれば、それほどクッキーを食べたくなくてもつい食べてしまうといったことが起こります。皆さんも毎日の行動を振り返ってみると、思い当たることがあるのではないでしょうか。

食の行動連鎖によって起きるニセの食欲に騙されないためには、何かを食べようとしているとき、なぜ今食べるのか、本当に食べたいのかをちゃんと意識して確認することが大切です。

お風呂から上がって毎日ビールを飲んでいた人は、本当にビールじゃないとダメなのか、水やお茶でもいいのではないかと、一度自分の欲を疑ってみてください。ほかの食習慣についても同様です。

こうした心がけだけで、知らず知らずのうちに無意識に摂取していた不必要なカロリーがそぎ落とされ、少しずつ体重が落ちていく可能性は決して少なくありません。

冷蔵庫のドアには、メモやマグネットよりも、自分の全身写真を貼る

やせにくい人の家の冷蔵庫には、すぐに食べられるスイーツや惣菜、おにぎりやサンドイッチなどが詰まっていることが多く、開けたら最後、食欲に抗《あらが》うのは至難の業《わざ》です。

そうした食品のストックは最低限にしておくべきですが、生活している以上、限界もあります。そこでおすすめしたいのが、冷蔵庫を開けたくなる衝動を抑え、ダイエットを成功させる、ちょっとした工夫です。

冷蔵庫のドアに、自分自身の全身写真を貼っておくのです。ごく普通の写真でもかまいませんし、水着やフィット感のあるスポーツウェアなど、体のラインが出ている写真であれば、より効果的です。

さらに、そのとなりに、理想の体型の人の全身写真も並べて貼っておきましょう。

こうすると、「何か食べようかな」と冷蔵庫と向き合ったとき、否が応でも写真が目に入り、「必要以上に食べてはいけない！」という気持ちが高まります。

自分の姿と理想の姿の違いにはっとして、やせよう！という強い気持ちが湧いてくるでしょう。

ただし、急激に理想に近づこうとして焦ると、途中で挫《くじ》けたり、簡単にリバウンドしたりして失敗します。理想の体型の人の写真を掲《かか》げながらも、数値的には、3〜6か月で現体重の3％減を目指しましょう。

仮に体重60キロの人であれば、1・8キロです。これくらいのペースで体重を落としていったほうが健康的ですし、長続きしやすいのです。

食洗機は使わずにあえて手洗いが、肥満防止になる理由

体型が気になりはじめたら、ちょっと意識してほしいのは、食事の内容やその食べ方だけではありません。食事のあとをどのように過ごすかも、実は重要なポイントです。なぜなら、私たちが太りやすくなる大きなポイントのひとつは、食後の血糖値の上がり方にかかっているからです。

そこで私は、やせたい方には食洗器はあえて使わない習慣をおすすめしています。

私たちの体に脂肪がつく主な理由は、食後に血糖値が急上昇してインスリンがたくさん分泌され、その作用で糖が脂肪として体に蓄えられてしまうから。ですから、食後の血糖値の急上昇を抑えられれば、体に脂肪がつきにくくなります。

私たちが食事をすると、血糖値は徐々に上昇し、約1時間でもっとも高くなります。この食後の1時間を、体を動かして過ごすのか、のんびり休んで過ごすのかで、血糖

値の最高値は変わってくるのです。

たとえば、洗い物を食洗器に任せてソファーで昼寝をしたり、テレビを見ながらゆっくりデザートやお菓子を食べたりしていると、血糖値はぐんと上がってしまいます。反対に、食後ひと息ついたらすぐに体を動かせば、血糖値の上昇幅を低く抑えられます。ですから、やせたい人はもちろん、健康を維持したい人は、食後は食器を自分で手洗いしてフキンで拭いて片づけるなど、家事や軽い運動で体を動かしたほうがよいのです。

食事のたびにわざわざ体を動かすのが億劫でも、食器洗いなら自然の流れでできるはずです。毎日の習慣にしてしまいましょう。

お菓子がすぐ取れる場所にあると、摂食中枢を刺激してしまう

さっと食べられるお菓子は、太りやすい食品の代表です。スナック菓子やチョコレートなどを常に買い置きしている人は、1回に買う量を減らし、家にあまり置かないようにしたほうがよいでしょう。

そして、買ってきたときは、すぐ目について簡単に取れる場所には置いておかないことが肝心です。たとえば、器に盛ってテーブルの真ん中にいつも置いておくなどは最悪です。できればお菓子は、いつもいる部屋ではなく、立ち上がってとりに行かないと手の届かない場所に置いておくのがよいでしょう。そうすれば、今、本当に食べたいのか、どうしても食べたいのか、いったん考えることができます。

私たちの食欲は、脳の視床下部というところの外側にある摂食中枢によってコントロールされています。お菓子はそのパッケージや写真、映像などを見ただけで摂食中

枢を刺激し、ニセの食欲を誘発してしまいます。こうなると、人は目の前の欲望、つまり「お菓子を食べたい！」という食欲を満たすことで頭がいっぱいになってしまい、必要以上にぱくぱくと食べることになりがちです。

また、夕食前に家族を待っているときや、夕飯後しばらくたってお腹が落ち着いてきたときなどは、お菓子に手を伸ばしたことをきっかけにニセの食欲が爆発してしまい、思わぬ過食に陥ることもあります。

そんなお菓子も、目につくところや手が届くところにさえ置いてなければ、摂食中枢を刺激することはありません。目につかないところにしまっておいて、本当に食べたい、ここぞというときだけ、出してくるようにしましょう。

やせるために「甘い物の中毒性」を断ち切る方法

改めて言うまでもなく、甘い物は太ります。太りたくないのであれば、できるだけ食べる量を減らすにこしたことはありません。

でも、甘い物を食べてはいけないと思えば思うほど、どうしても食べたくなってしまうものです。

それは、単に意志の問題ではありません。実は、甘い物には中毒性があるのです。砂糖には、幸福感や癒しを感じさせるドーパミンやセロトニン、ノルアドレナリンといったホルモンの分泌を促す働きがあります。だから、甘い物を食べると脳は快感を感じ、思わずほっとします。これが癖になると甘い物中毒に陥り、どうしても甘い物が食べたい！といった衝動を抑えられなくなってしまうのです。

そんな甘い物中毒を断ち切るにはどうしたらいいでしょうか。

簡単です。甘い物を家の中に置かないようにすればよいのです。一念発起して、「家では甘い物は食べない」と決めてしまいましょう。

ただし、さすがにそれだけでは味気ないので、たとえば週に1回外出先でなら食べてもよいと、自分の中でルールを決めるのです。

冷蔵庫などにストックしておいた甘い物を家で食べるより、カフェでケーキなどを食べれば、満足感や特別感も高いでしょう。家で食べるのを我慢する励みにもなるはずです。1週間我慢したご褒美として、甘い物を楽しむ時間を作りましょう。

何よりまずは、冷蔵庫やキッチンの棚などに甘い物を置いておかないこと。家族にも協力してもらって、お土産などで甘い物は買ってこないようにお願いしておくとよいでしょう。

朝食を前の晩に用意しておくだけで、ナゼやせる⁉

朝は少しでも寝ていたい、いろいろやることがあって忙しい……。そんな理由で、ついつい朝食を抜いたりしていませんか。

やせたいのであれば、朝食抜きは絶対にNG！　こうした習慣を続けていると、人はどうしても太りやすくなります。

朝食を抜いてしまうと、どうして太りやすくなるのでしょうか。食べる量が減っているのだから、その分やせるはずだと言われる方がいますが、人の体重の増減は、それほど単純ではありません。

まず、朝食を食べると、筋肉でできている胃腸の働きが活発になり、体温が上がるため、基礎代謝量が増えます。それだけカロリーを消費しやすくなるということです。

反対に朝食を抜くと、体温が上がりにくくなるだけでなく、昼食時に血糖値の急上昇を招きます。

そもそも朝食を抜くと、どうしても昼食をたくさん食べてしまいがちです。人間の体は一定の血糖値を保とうとするため、朝食を食べないでいると、アドレナリン、コルチゾール、グルカゴンなど、血糖値を上げるホルモンの分泌が活発になります。そこに昼食をたくさん食べると、ホルモンの効果もあって血糖値が一気に上がってしまうのです。

その結果、インスリンもたくさん分泌されてしまいます。インスリンには血液の中にある糖を体脂肪として蓄えてしまう働きがあるため、どうしても太りやすくなるのです。

ですから、朝時間がない人は、起きたらすぐ食べられるように、前の晩に翌日の朝食を用意して冷蔵庫に入れておきましょう。続けていれば、やせやすい体質に近づいていきます。

ダイエットしたいなら、朝からしっかりたんぱく質！

朝食を前日の夜作っておくとなると、おにぎりやサラダを用意しがちです。もちろんそれでも食べないよりはいいのですが、私がおすすめしたいのは、たんぱく質が豊富な朝食です。肉や魚、卵、大豆・大豆製品などをしっかりとる朝食を食べたほうが、体重が落ちやすくなるからです。

まず、たんぱく質は消化するときにエネルギーをたくさん使います。

また、食事をとることで体温が上がりカロリーが消費される食事誘発性熱産生も、ごはんやパンなどの炭水化物よりもたんぱく質のほうが高いのです。

実際、肥満の人を対象としたある研究では、6か月~1年間、同じカロリーで低たんぱく質の食事と高たんぱく質の食事をとった人々を比較したところ、高たんぱく質の食事をとった人々のほうが、脂肪量の減少も体重の減少も大きかったことが報告されています。

また、朝にたんぱく質が多い食事をとると、私たちに「もっと食べたい！」と思わせるグレリンという摂食ホルモンの分泌が下がることがわかっています。反対に、コレシストキニンやペプチドYY、GLP－1といった満腹感を誘発するホルモンは上昇し、食欲が抑えられ食事量を減らせるのです。

そもそも、寝ている間に体内のたんぱく質の分解も進んでいるので、朝食でたんぱく質を摂取することは、筋肉維持の面からも重要です。

私たちの体内で、たんぱく質はアミノ酸に分解されてアミノ酸プールというところに蓄えられているのですが、寝ている間に消費され、蓄えが減ってしまいます。朝食を食べてアミノ酸プールの需要と供給のバランスを保つ必要があります。毎日、たんぱく質が豊富な朝食をしっかりとって大事な筋肉を維持し、余分な脂肪だけを落としていくようにしましょう。

お茶代わりに飲むとやせる日本人にお馴染みの飲み物とは

体型が気になりはじめた人が注意したいのは、食事だけではありません。仕事や家事の合間にちょっと休憩したいとき、お茶、紅茶、コーヒーなどを飲むことがあるでしょう。実はここにも、太りやすくなる落とし穴が潜んでいます。

なぜなら、お茶などを飲むと、どうしても「甘いものをちょっとひと口」という気持ちが起きがちだからです。毎日続ければ確実に余分なカロリーを摂取し、体に脂肪を蓄えることになってしまいます。

こうした誘惑に悩まされないために、私はお茶ではなく、だし汁を常備することをおすすめしています。

だしパックなどで普通にとっただし汁を容器に入れ、冷蔵庫に入れておくのです。2〜3日は保存できます。冷凍庫で保存すれば、風味はやや落ちますが、もっと持ちます。

そして、何か飲みたいなと思ったら、お茶やコーヒーではなく、常備しているだし汁を飲むのです。

だし汁には旨みが出ているので、脳が満足感を感じ、食欲が抑えられます。実際、旨み成分であるグルタミン酸とイノシン酸が入っているスープを4日間飲んでもらったところ、満腹感を覚えやすくなり、昼食の摂取量が減ったという研究結果も報告されています。

私が以前勤めていたクリニックの入院患者さんには、調味料を極力減らして濃くとっただし汁で作った汁物を飲んでもらっていました。皆さんだんだん味に慣れてきて、薄味でもおいしく感じるようになったとおっしゃっていました。濃い味が好きだとどうしてもごはんなどをたくさん食べがちなので、味覚を整えてやせやすくするという観点からも、だし汁を飲むのはおすすめです。

会席料理は、最高のダイエット食だった？

先付け、椀物、お造り、焼き物……。前菜や一品料理がひと皿ずつ供されて、最後にごはんもので締めくくる会席料理。会食や旅先など、特別な席でいただくことが多い、和のフルコースです。

実はそんな会席料理には、最高のダイエット食ともいえる特徴が2つあると聞いたら、皆さん驚かれるのではないでしょうか。

まず、会席料理は1品ずつ出てくるので、ゆっくり味わって食事をすることになります。時間をかけて食事をすると満腹中枢が刺激されるので、必要以上にがつがつと食べてしまうことがなくなります。

もうひとつは、食べる順番です。太りにくい食事のコツは、やはり血糖値の急上昇を防ぐことにあります。その点、会席料理は、一番最後にごはんが出てきます。糖質が豊富なごはんはもっとも血糖値を上げやすい一品ですが、その前に野菜や魚、肉などを食べていれば、血糖値の上がり方は穏やかになります。

実際、太っている人と食事をしてみると、多くの方がとにかくまずごはんを食べはじめます。ごはんでお腹を満たそうとするため、平気でおかわりする方もいらっしゃいます。しかしこれでは血糖値はどんどん上がってしまい、さらに脂肪がつきやすくなるばかりです。

そこで私からの提案ですが、家で食事をするときも、会席料理のスタイルを取り入れてみてはいかがでしょうか。

料理が完了したら、おかずは1人1品ずつお皿に盛りつけてキッチンに用意しておきます。そして、テーブルに一度にすべてを並べず、1品ずつ運んでゆっくり味わっていただくのです。

もちろん、ごはんは一番最後です。椀物と一緒でもかまいません。おかずをいただいて満腹中枢も刺激されているため、あまりたくさん食べなくても大丈夫になっているかもしれません。もしおかずだけで満足したら、ごはんは無理に食べなくてもよいでしょう。

注意点としては、会席料理の場合、一緒にお酒をいただくことも多いですが、食欲が増して必要以上に食べてしまうので、これはおすすめできません。食事に合わせるのは水かお茶にしましょう。

毎日、朝昼晩を会席料理スタイルで食べるのは難しいかもしれませんが、夕食だけでも続けてみる価値は十分あると思います。

キッチンの写真をSNSで定期的に公開するとやせる⁉

いろいろがんばっているのに、どうしてもやせられない……。栄養指導をしていると、そんなふうに心情を明かされる方がいらっしゃいます。

健康的なダイエットは、誰でもすぐに効果が現れるものではありません。効果が目に見えないと気持ちも焦り、最初の決意も揺らいでしまうでしょう。

そこで私がおすすめしたいのは、ダイエット仲間を作ることです。友達同士で一緒にダイエットをはじめてもいいですし、SNSでダイエットに励んでいる人とつながってみるのも一案だと思います。

人は仲間がいれば勇気づけられますし、お互い刺激になって緊張感も高まります。ダイエット仲間ができたら、ぜひ定期的にSNSでキッチンの写真を公開し合ってみてください。

最初はあまり深く考えず、「これが私のキッチンです」と写真をアップするだけでもいいのです。慣れてきたら、週1回アップするのを習慣化してしまいましょう。いざ写真を公開するとなったら、太りそうなものは目につく場所に置かないようになりますし、きれいにしておこうと整理整頓したり掃除する回数が増えるはずです。

こうした習慣が身についてくると、知らず知らずのうちに自己管理能力も上がってきて、食欲や体重を自分でちゃんとコントロールできるようになります。

アップしたキッチンの写真については、ぜひ仲間からコメントをもらってください。「棚にバナナが置いてあったけれど、目に見えないところにしまっておいたほうがいいよね」など、自分では気づかなかったアドバイスをもらえることもあるはず。辛く感じていたダイエットも楽しくなるので、ぜひ試してみてください。

Part 3

やせる冷蔵庫

冷蔵庫の中の「栄養」が、すでに偏っている

栄養指導をしていると、「そんなに食べていないのに、なぜか太るんです」とおっしゃる方が少なくありません。でも、よくお話をうかがってみると、必ず何かしら太りやすい原因があるものです。

太る原因の意外な盲点になっているのが、「栄養素の偏り」。

私たちの体は、さまざまな食品を食べて幅広い栄養素をとることで代謝がよくなり、太りにくくやせやすくなるようにできています。ですから、日々口にしている食材に偏りがあると、栄養素も偏り、食べている量の割に、どうしても太りやすくなってしまうのです。

もしあなたが思うようにやせないと感じているなら、まずは冷蔵庫の中身をチェックしてみましょう。冷蔵庫を見れば、あなたの食生活の問題点が自然と見えてくるは

ずです。

そのとき役に立つ合言葉が、「かきくけこ、やまにさち」です。

ひとつひとつの言葉の意味は、か↓海藻、き↓きのこ類、く↓果物類、け↓鶏卵（卵）、こ↓穀類・いも類、や↓野菜、ま↓豆（大豆）類・種実類、に↓肉、さ↓魚（魚介）、ち↓チーズなどの乳製品・牛乳。

これらの食材をすべてバランスよく食事に取り入れていれば、栄養素の偏りもなくなり、自然とやせやすい体になっていきます。

さっそく冷蔵庫の中身をすべて出してテーブルに並べ、「かきくけこ、やまにさち」がひと通りそろっているか、特に多い食材や不足している食材はないか、確認してみましょう。

冷蔵庫は「食べたいものを入れておくところ」ではなく、「自然とやせるための健康資産を蓄えるところ」と考えるようにしましょう。

冷蔵庫の中は定位置を決めて「見える化」する

「栄養素の偏り」をなくしてやせやすい体になるためには、冷蔵庫の中身を自分自身できちんと管理することがとても大切です。

やせにくい人の冷蔵庫にありがちなのが、食材がぎゅうぎゅうに詰め込まれていたり、仕分けせずに乱雑に入れられているパターン。こうなると、冷蔵庫を開けても一番手前にある食材しか見えず、食材の過不足がつかめず、管理できなくなります。

すると、冷蔵庫にあるものをまた買ってしまい、消費するために同じものばかり食べることになりがちです。それが野菜ならまだよいですが、バラ肉や油揚げ、肉の加工品など、高カロリーで高脂質な食品だと、当然太る原因となってしまいます。

ですから、やせるためには、まず冷蔵庫の整理整頓からはじめましょう。

たとえば、1段目の左：肉、右：魚介など、2段目の左：瓶入りの保存食など、右：乳製品など、3段目の左：飲み物、右：加工食品という具合に、食材のざっくりした分類ごとに定位置を決めて、入れ直してください。

さらに、背の高いものは奥、背の低いものは手前に置き、スーパーの袋に入れたままなど中身がわからない状態では入れないようにして、どこに何があるのか、ぱっと把握できるようにしておきましょう。

冷蔵庫の中を常に整理整頓しておくと、自然と食材が管理され、不要な買い物も、食品ロスもなくなります。結果的に、自分で食事の内容や量を管理する自己管理能力も高まり、無理なくやせられる心と体に近づいていくことができるのです。

こうした習慣が身につけば、庫内はいつもきれいで衛生的ですし、無駄な出費も減って、いいことづくめです。

冷蔵庫の目につく場所に、甘い食べ物は置かない

「甘いものを食べると太る」というのは、皆さんもおわかりでしょう。甘いものは糖質が多く、カロリーが高いわけですが、一番の問題は、空腹時に食べることで血糖値の急上昇を招くことです。

私たちが食事をすると、小腸から吸収されるブドウ糖の量に比例して、小腸からインクレチンというホルモンが分泌され、インクレチンの分泌量に応じてインスリンが分泌されます。

体内では食後に血糖が上昇する度合いを予測してインクレチンを介して、先を見込して、インスリンの分泌量を決めています。

空腹時に甘い物を食べると、小腸から大量のブドウ糖が速いスピードで吸収され、食べたあとに血糖が上昇することが予想され、インスリンが大量に分泌されてしまい

ます。

インスリンには、余った糖を脂肪に変えて体内に蓄積させる働きもあるため、インスリンが大量に分泌されて余ってしまうと、私たちは太りやすくなるのです。

ですから、プリンやコンビニスイーツ、いただき物の水ようかんやゼリーなどの甘い食べ物は、冷蔵庫の目につく場所に決して置かないことがとても大切です。

扉を開けてすぐ見えるところにこうした食べ物が置いてあると、お茶を飲もうと思ったときなど、甘い物を食べるつもりがなく冷蔵庫を開けたときに、つい手が伸びてしまいます。これでは、必要以上に食べてしまう上に、空腹時だったとすれば、血糖値の急上昇を招き、脂肪を体に蓄えてしまうことになりかねません。

甘い物を一切食べるなとは言いません。でも、やはりできるだけ回数は減らし、せめて空腹時には食べないように心がけるべきです。

甘い物を冷蔵庫に入れるなら、奥の目につかない場所に入れるか、不透明の箱や袋に入れて、ひと目では中身がわからない状態にしておきましょう。それだけで、不用意に食べてしまうことはなくなるはずです。

ドアポケットの調味料には、注意喚起のシールが効果を発揮

甘い物や炭水化物は控え気味なのに、「なぜかやせないんです」とおっしゃる方には、ある共通点があります。それは、調味料を多めに使っているということ。

〝たかが調味料〟と思われるかもしれませんが、冷蔵庫の扉に収納されている調味料は、実はカロリーが高いものがたくさんあるのです。

たとえば、なんといっても注意したいのが、マヨネーズ。大さじ1杯で80㎉もあり、これは角砂糖10個に近いカロリーに該当します。ケチャップも大さじ1杯16㎉。中濃ソースや濃厚ソースは大さじ1杯23㎉です。

ほかにも、大さじ1杯のごまだれは51・3㎉、焼肉のたれは28・7㎉。市販の一般的なドレッシングは61㎉もあるのです。

しかも、調味料を多く使うとどうしても食欲が増し、結果的に食べる量も増えてし

まいがちです。

こうした調味料のとりすぎを防ぐためには、それぞれの容器に注意喚起のシールを貼っておくのが効果的です。たとえば、マスキングテープなどに赤い文字で「高カロリー要注意！」とか、「かけすぎは太る！」と書いて貼っておくのです。これだけでも、使うときに必ず目に入るため、自然と使用量が減ります。

調味料ごとに「大さじ1杯○kcal」と書いておくのもよいでしょう。「とりすぎは毒」と書いたり〝どくろマーク〟をつけておくと、冷蔵庫を開けた瞬間に目に入り、よりインパクトがあると思います。

本来、調味料は料理をおいしくしてくれるものです。適切な量にとどめて、太る原因にならないように注意しましょう。

野菜が詰まっていても不十分…「やせる野菜室」の作り方

いつまでも変わらない体型の方の冷蔵庫を見せていただくといつも感心するのですが、野菜室が充実していることがとても多いです。それだけ、日々、野菜を食べている量が多いということになります。

野菜にはさまざまな種類があり、ものによって栄養素の含有量も異なります。やせやすい体を作るためには、できるだけ幅広いビタミンやミネラルをとって代謝を上げる必要があります。

「野菜は冷蔵庫に欠かしたことはありません」とおっしゃる方は少なくないのですが、実際に見せていただくと、きゅうりとキャベツしか入っていなかったり、レタスとトマトしか入っていなかったりするケースが多いのが実情です。これでは、量も種類もまったく足りていません。

常に野菜がストックされていると、献立を考えるときも野菜から消費することになり、自然と野菜の摂取量が上がってやせやすくなります。やせやすい環境を作るために、ぜひ、野菜室を充実させてください。

野菜室を充実させるコツは、まず、野菜室を緑黄色野菜と淡色野菜で、ざっくり2つのコーナーに区分けすること。そして、それぞれのコーナーに、常に2～3品以上の野菜を入れておくように心がけることです。

たったこれだけで、野菜室にいつもさまざまな野菜がそろっている状態をキープできます。

ちなみに、緑黄色野菜は、「原則として可食部100gあたりカロテン（カロチン）含量が600マイクログラム（μg）以上の野菜」と厚生労働省が定めています。淡色野菜は、それ以外の野菜すべてです。

一例を挙げておくと、緑黄色野菜は、アスパラガス（グリーン）、かぼちゃ、さやえんどう、小松菜、春菊、トマト、にら、にんじん、パセリ、ピーマン（緑、赤）、ブロッコリー、ほうれん草など。

淡色野菜には、かぶ、キャベツ、きゅうり、ごぼう、ズッキーニ、セロリ、大根、白菜、もやし、レタス、れんこん、ピーマン（黄）など。

野菜の種類はほかにもいろいろあるので、これらにこだわらず、好きな野菜でかまいません。緑黄色野菜、淡色野菜の分類を参考に、常に多めの種類を買って、冷蔵庫にストックしておきましょう。

毎日の栄養バランスが整う「やせる冷凍庫」とは

冷蔵庫の中でも、特にごちゃごちゃになりがちなのが、冷凍庫。いつ入れたかわからない古いごはんやお餅、惣菜品、肉や魚、冷凍食品でパンパンになっている状態をよく見かけます。

これだと、食事の支度をしようと思ったとき、どんな食材がストックしてあるかもわからず、調理がどんどん面倒になってしまいます。疲れていたりすると、結局冷凍ラーメンやうどん、パスタなどをレンジで温めて食事を終わらせてしまうことが増えてしまうでしょう。

こうした炭水化物だけの食事では、当然太ってしまいます。

やせやすい体になるためには、主食、主菜、副菜をそれぞれ用意して、バランスのよい食事をすることが基本中の基本です。

そこで、疲れたときでも、パパっと調理ができ、しかも主食、主菜、副菜が用意できる、ごく簡単な方法をお教えしましょう。

それは、冷凍庫を、主食、主菜、副菜、その他の4つに区分けして食材を収納しておくこと。

主食コーナーには冷凍ごはんやうどんなど、主菜コーナーには調理済みの肉や魚料理、ぎょうざやしゅうまい、そして副菜コーナーには作り置きや出来合いの野菜の惣菜類、その他はそれ以外のものをすべて入れておくのです。

簡単に調理を済ませたいときは、主食、主菜、副菜のコーナーから1つずつ食材を取り出して温めれば、もうそれだけでバランスのとれた食事が完成します。献立を考えるストレスも、準備の手間も大幅に削減され、しかもやせやすい食事になります。

冷凍庫の整頓もしやすくなり、一石三鳥です。

これがあったら要注意！冷蔵庫に常備するだけで太る「3つの食材」

これまで4500人あまりの人々の食事内容と向き合ってきた中で、私はある興味深い事実に気づきました。なかなかやせない人が家に常備していることが多い、特に注意すべき3つの食材があったのです。

この3つの食材が冷蔵庫にいつもある人は、かなりの確率でやせにくいということです。

その食材とはズバリ、ピザ用チーズ、ベーコン、油揚げの3品。

これらはいずれも高カロリー食品ですが、問題はその食べ方です。

たとえばチーズは、1日20gまでなら食べてかまいません。でも、ピザ用チーズを常備している人は、朝、昼、晩と、かけられるものには何にでもチーズをかけて食べがちで、気づかないうちに1日100gもとってしまう人がいるのです。これだけで

339kcalも、カロリーがアップします。

ベーコンも危険です。高カロリー・高脂質の代表のような食材なので、できれば食べてほしくありません。ところがなかなかやせない人は冷蔵庫に常備していて、卵料理の付け合わせはもちろん、サラダ、野菜炒め、スープと、何にでも入れてしまいます。ベーコンを食べるというより、料理にコクを出すためにだし代わりに使っているのです。

油揚げもベーコンと同様です。味噌汁、炒め物、煮物と、やはりコクを出すためにどんどん入れてしまう人がいます。豆腐から作られるので健康的なイメージがあるようですが、油で揚げてあるので決してヘルシーな食材とはいえません。

これらの食材に心あたりのある人は、要注意です。日常的に食べていたら、当然太ります。さっそく冷蔵庫を見直して、これからはできるだけストックしないように心がけてください。

日本人には太りやすい時期がある!?
それを見越して、冷蔵庫の見直しを

皆さんは、日本人には太りやすい時期があるという事実をご存じでしょうか。ある調査によると、日本人の体重増加がもっとも著しいのは5月で、2番目が1月、3番目は8月ということがわかっています。

これらは、ゴールデンウィーク、正月休み、夏休みと重なっています。つまり、日本人は長い休みに太りやすいのです。

ここで、前回の長期休暇をどんなふうに過ごしたか思い出してみてください。外出した日もあったかもしれませんが、意外と家でのんびり過ごした日も多かったのではないでしょうか。

たまの休みになると、人は無意識に冷蔵庫を開けては、目についたビールや清涼飲料水を飲んだり、スイーツやおつまみを食べがちです。それが3日、4日と続けば、休みが終わる頃には当然体重はアップします。

でも、恐れることはありません。そんな休暇太りを防ぐ方法は、実は簡単。休みがはじまる前に冷蔵庫の品揃えを見直し、太る原因を事前に解消しておけばいいのです。ハムやソーセージなどの肉の加工品、チーズ、ピザ、揚げ物、スイーツ、菓子パン、ドライフルーツ、ナッツのような、すぐに食べられて太りやすい食材や、お酒、甘い清涼飲料水、フルーツジュースなどは、できる限り厳選して、必要最低限入れておくようにすること。そして、休みが終わるまで、できるだけ補充しないようにしましょう。

冷蔵庫の品揃えを見直すだけで休暇太りの可能性を下げられるのですから、誰でも実行できるはずです。次回の長期休暇前に、ぜひ実践してみてください。

1週間に1度、使いきれていない野菜で「スープの日」

やせやすい人の冷蔵庫は、とにかく野菜室が充実しています。1週間の間、たっぷり野菜がとれるように、緑黄色野菜、淡色野菜がそれぞれ常備されているのです。ですから、皆さんにもぜひ野菜室を充実させていただきたいわけですが、いざ野菜を買い込んでみても、慣れないうちは使いきれずに無駄にしてしまうことがあるのではないでしょうか。

せっかく野菜室を充実させても、実際に日々の食事で野菜を食べなければ意味がありません。

そこで私がおすすめしているのが、1週間に1度は野菜室を見直して、使い残している野菜をすべて入れて、スープを作ること。

こうすれば、緑黄色野菜も淡色野菜も、1週間のうちに全部しっかりとることができ、栄養バランスも整って代謝も上がります。

どんな野菜もスープにすればたいがいおいしく食べられますが、ものによって、夏は生野菜サラダ、冬は温野菜サラダにして楽しむのもよいでしょう。野菜スープでお腹を満たしたり、ドレッシングや調味料の使いすぎに注意してサラダをたっぷり食べたりすれば、満足感もあり、炭水化物などを食べる量も無理なく減らせます。

もちろん、余っている野菜も消費でき、食品ロスも防げます。

Part 4

太るキッチンにあるもの、ないもの

換気扇を見るだけで、太っている理由がわかる！

太るキッチンには、あなたやご家族が太ってしまう理由が隠れているものです。キッチンの状態をよく観察してみると、太ってしまう理由が浮かび上がってきます。

まずは換気扇を見てみましょう。油汚れがこびりついている場合は、揚げ物をよく作っている証拠。揚げ物はカロリーが高く太りやすいメニューです。どうしても食べたいのであれば、月に1〜2回にとどめましょう。これくらいの頻度であれば、換気扇もそれほど簡単に汚れません。

次に、コンロまわりやキッチンの壁を観察してみてください。油が飛び散ったりこびりついたりしているようであれば、揚げ物や炒め物で油を多用している疑いがあります。メニューの見直しに取り組みましょう。

フッ素樹脂加工のフライパンがない

キッチンを観察させていただくと、今も鉄のフライパンを使っていらっしゃる方がいます。

物を大切に使うのは大事なことですが、やせたいのであれば、私はフッ素樹脂加工のフライパンを使うことをおすすめします。

なぜなら、フッ素樹脂加工のフライパンはごく少量の油でも料理ができるからです。反対に鉄のフライパンだと、くっつきやすいため、目玉焼きひとつ焼くにも油が必要です。どうしても油の量が多くなるのです。

フッ素樹脂加工のフライパンは鉄製に比べると長持ちしませんが、安価なものを買ってまめに買い替えるのがよいと思います。いつでも快適に使えて、必要な油の量も確実に減らせます。

ミネラルウォーター、炭酸水、お茶などのストックがない

やせやすい体質になるために必ずしっかりとるべきものに、水分があります。

栄養指導で食事記録をうかがう際に日々とっている水分量を確認してみると、太っている人は「あまり水は飲みません」とか「意識していないのでどれくらい飲んでいるかわかりません」とおっしゃる方が少なくありません。

やせやすい体質になるために、どうして水分をしっかりとったほうがよいのか、ざっくり解説しましょう。

私たちが食事からとった栄養は、体内で消化・吸収され、酵素などさまざまな成分の作用を受けて必要な物質やエネルギーに変化します。これを代謝といいます。

あるいは、体内で不要になった老廃物を体外に排出するために変化させるのも、代謝です。

また、運動をしたりダイエットをしたりして、体に蓄えられていた脂肪分を分解して消費するのも、代謝です。

こうしたさまざまな代謝の場面で、非常に重要な役割を果たしているのが水分です。つまり、体内に十分な水分がないと代謝が円滑に進まなくなってしまうのです。

ジムなどに通っている方は、トレーナーから「脂肪を落としやすくするためにも、水分はこまめにとるようにしましょう」と言われたことはありませんか。それは脂肪の燃焼を促進するからです。

ミネラルウォーターや炭酸水、お茶などの水分は、女性で1日1～1・5ℓ、男性で1日1・5ℓ～2ℓ飲んだほうがよいといわれています。

1・5ℓというと、コップ1杯200㎖として、7・5杯分にあたります。単純に計算すると、起きている時間が1日に16時間として、だいたい2時間に1杯は飲んでいる計算になります。

これだけの量を毎日飲むとなったら、やはりまとめ買いをしてストックしておく必要があるでしょう。

ペットボトルで1日分を用意すれば、あとどれくらい飲めばよいか、わかりやすいです。

キッチンを拝見すると、水やお茶のストックはないのに、缶ビールはしっかりストックされている方がいます。アルコールは水分補給にはなりませんので、くれぐれもご注意を。

昆布も、かつお節も、煮干しもない

太っている人のキッチンにないものというより、体型を維持し健康的な生活を続けている人のキッチンによくあるのが、昆布とかつお節、煮干しなどのだし素材です。

日頃から健康に気を使い、食事内容や体重をしっかり自己管理している人は、市販のだしの素を使わず、ちゃんと自分でだしをとっていることが多いのです。

市販のだしは実は塩分が多く、味噌汁1杯あたりだしの素1gくらいで塩分は0・4gくらい入っています。もしかつお節で自分でだしをとれば、味噌汁1杯あたり0・2gくらいの塩分となり半量ですみます。

塩分のとりすぎは食欲を高め、血圧上昇の原因にもなるため、ダイエットのためにはもちろん、健康のためにもよくありません。

また、塩分をとりすぎると、体がむくみやすくなります。脂肪がつくわけではありませんが、足の太さや顔のはればったさなどが気になる人は、やはり塩分を控え目にすべきです。

私たちの体は体内の塩分濃度を一定に保とうとするので、塩分をとりすぎると、塩分濃度を下げるために水分が体内に貯めこまれます。その結果、血管から染み出した水分が体外に排出されず、むくみとなってしまうのです。

むくみを防止するためにも、塩分はとりすぎないことが大切です。昆布やかつお節、煮干しでとっただしは香りも良く旨みもあるので、食後の満足感も高まります。

冷蔵庫には、「ゆで卵」を常備しておきたいワケ

やせたいという方の悩みをうかがってみると、まず多いのが「どうしてもお腹がすいて、スイーツなどを食べてしまう」という声です。

私はそんな方に、ゆで卵を5〜6個ゆでて冷蔵庫に常備しておくことをおすすめしています。

空腹に耐えられず冷蔵庫を開けてしまったとき、スイーツや菓子パン、フライドポテトなどがあれば、その誘惑に打ち勝つのは決して簡単ではありません。

そんなとき、ゆで卵が置いてあったらどうでしょう。1個食べれば、かなりお腹は落ち着くはずです。生卵では単独ですぐには食べられないので、いつでもぱっと食べられるようにゆでておくのです。

ゆで卵のカロリーはMサイズ1個で67㎉。ドーナツやケーキ類はだいたい200〜

400㎉はありますから、それに比べればかなり少なく抑えられます。しかも満足度は高く、ちゃんと空腹を満たしてくれます。

卵にはたんぱく質はもちろん、ビタミンA、ビタミンB群、ビタミンDが豊富に含まれています。美容と健康にとても良い食品なのです。

同じ理由で、ゆでた枝豆もおすすめです。枝豆のカロリーは50gで30㎉くらいです。たんぱく質や食物繊維、ビタミンB群、ビタミンCがとれます。

多めにゆでておいて冷凍し、毎日少しずつ冷蔵庫に移しておくと便利です。

太るキッチンにあるもの、いろいろ

私は長年、管理栄養士として栄養指導に関わってきて、太っている人のキッチンにありがちなものが、だんだんわかるようになってきました。実際、太っている人に次に挙げるものがキッチンにあるかどうかうかがってみると、多くの方が少なくとも1〜2つは「ある」と答えられます。1つずつ見ていきましょう。

■シリアル

ヘルシーなイメージをお持ちの方も多いようですが、商品にもよりますが高カロリーのものが少なくありません。その割に腹持ちがいいわけでもありません。糖質も多めのものが多く、やせたい人にはおすすめできません。

■ドライフルーツや干し芋

干しぶどうをはじめドライフルーツは、甘味が凝縮していておいしいのですが、乾燥するときに水分量が減って栄養素が凝縮されるため、カロリーと糖質がかなり高めです。

フタつきの入れ物に入れて口寂しいときにたびたびつまんでいる方もいるようですが、体型の面からも健康の面からも、カロリーと糖質のとりすぎになるので注意が必要です。

■果汁100％ジュース

冷蔵庫に必ず果汁100％のジュースが入っているご家庭も、少々心配です。たとえばオレンジジュースの場合、コップ1杯（200g）のカロリーは184㎉もあります。同様にりんごジュースもカロリーは188㎉あります。甘い清涼飲料水より健康的と思って毎日1～2杯飲んでいる方もいますが、これでは太りやすくなるばかりです。

■特大サイズのバター、ごま油、オリーブオイル

これは改めて解説する必要はないと思いますが、特大サイズを常備しているということは、それだけ消費が早いということ。日頃から脂質をとりすぎている可能性が高

いです。また、特大サイズを買ってしまうと量を気にせずどんどん使ってしまう傾向があるので、普通サイズか小さめのサイズを購入するようにしましょう。

これだけは、キッチンまわりに、置いてはいけない！

これまで何度か述べてきた通り、やせるキッチンの最大のポイントは、太る原因になるような食品をできるだけ置かないこと。置いてあったとしても、目につかないところにちゃんとしまってあることです。

中でも、これだけはキッチンまわりやダイニングテーブル、リビングなどに置いてはいけないものの、ワースト5を挙げておきましょう。

それは、ミカン、バナナ、袋入りのパン、クッキーなどの焼き菓子、チョコレートです。ミカンやバナナがバスケットに盛って置いてあったり、袋入りパンはそのまま、焼き菓子やチョコレートは缶に入れて机の上などに置いてあったりしがちです。口にすぐ入れられるこうした食品は、決してキッチンに置いておかないようにしましょう。

キッチンのシンクとガス台がいつもきれいな人は、やせている？

体型を維持している人のキッチンは、いつ見ても整理整頓が行き届いていて、きれいに掃除されていることが多いです。もしやせたいのであれば、キッチンのシンクとガス台は、料理をするたびに必ず掃除することをおすすめします。

キッチンがいつもきれいな人が太りにくいのは、キッチンや冷蔵庫に太りやすい食材がほとんど置かれていないことが理由のひとつですが、実はもうひとつ見逃せない理由があります。

意外かもしれませんが、太る・太らないには、キッチンや冷蔵庫の掃除が関係しているのです。

私たちの食欲がストレスに左右されることは皆さんもご存じでしょう。やせやすい体になるためには、ストレスを減らすことはとても重要です。

そこで、掃除です。

掃除をすると、体を動かすことで脳が活性化され、〝ハッピーホルモン〟と呼ばれるセロトニンの分泌が高まります。

セロトニンは体を動かすことでも増やせますが、特に軽い反復運動が効果的といわれています。

つまり、シンクやガス台の掃除は、セロトニンの分泌を増やしてストレスを軽減するのにうってつけなのです。

掃除が完了すれば気持ちもすっきりしますし、達成感も得られます。これがまたストレス軽減につながります。

皆さんも、キッチンに立ったときシンクやガス台が汚れていたり、冷蔵庫を開けたとき中がごちゃついて探し物が見つからないとき、イラっとしてストレスを感じた経験があるのではないでしょうか。そうしたストレスは、知らず知らずのうちに私たちの食欲を高めてしまいます。

また、シンクやガス台の掃除を毎食後にしっかり行えば、体を動かすことで血糖値の急上昇も軽減できるはずです。

ですから、あまり汚れていなくても、料理をするたびにシンクとガス台を掃除する習慣をつけてしまいましょう。冷蔵庫の扉やシステムキッチンの扉など、拭き掃除ができるところはこまめに掃除するとよいでしょう。

冷蔵庫の中も、せめて月に1回は掃除するように心がけましょう。ストレスが軽減されて食欲が抑えられるだけではなく、清潔が保たれ、食品ロスなども防げます。

エプロンのアイロンがけの消費カロリーは侮れない

キッチンに立つとき、私たちが必ずといっていいほど使うアイテムが、エプロンです。皆さんは、エプロンにはちゃんとアイロンをかけていますか。

エプロンは家の中だけでするものですし、すぐにぬれたり汚れたりするのでアイロンはかけないという方もいますが、やせるキッチンに近づくためには、エプロンは必ずアイロンがけしましょう。

きれいにアイロンがけされたエプロンは気持ちが良いですし、キッチンをきれいに使おうという気分も高まって、掃除にも気持ちが入ります。これが自己管理につながり、食事内容や体重を管理する姿勢にも良い影響を与えます。

また、アイロンがけの消費カロリーも侮れません。

体重60キロの人が、10分間アイロンがけをすると18・9kcal、20分間行うと37・8kcal

消費することになります。

ちなみに、体重60キロの人が10分間普通の速度でウォーキングすると、消費カロリーは30㎉なので、20分アイロンがけをしたほうが、カロリーを多く消費することになります。

アイロンがけは面倒な家事として嫌いな方が多いようです。でも、やせるためにジョギングなどの運動をはじめることを考えれば、アイロンがけのほうがハードルが低いのではないでしょうか。

エプロンをかけるだけではすぐに終わってしまうので、一緒にランチョンマットやナプキン、ふきんなどもしっかりアイロンがけしましょう。

軽い反復運動なので、セロトニンの分泌も増え、気持ちも落ち着いて食欲軽減にもつながります。

ぬか床生活をはじめて、ビタミンB群を補給する

昭和の時代には多くの家庭にあったぬか床。管理にやや手間がかかることもあって、最近ではぬか床があるご家庭のほうが少なくなりました。

でも、やせたい人には、ぜひぬか床生活をはじめていただきたいと思います。

皆さんご存じだと思いますが、ぬかは、玄米を精米するときに出る米の外皮を粉末にしたものです。そこに水や塩を加えて混ぜ合わせておくと、乳酸菌や酵母などが増え、これがぬか漬けの旨みとなります。野菜を漬けておくと、旨みとぬかの香りが移り、おいしい漬け物に仕上がります。

ぬか漬けのすごいところは、ビタミンB群が多く含まれているところです。ビタミンB群はエネルギー代謝にかかわるビタミンであり、食べ物からとった糖質や脂質、たんぱく質を効率よく分解して消費していくときに欠かせない栄養素。ですから、ビ

タミンB群をしっかり補給することは、やせやすい体になるための大切なポイントなのです。

実は、きゅうりや大根をぬか漬けにするだけで、ビタミンB_1はなんと約10倍に増えることがわかっています。そのほか、カリウムや乳酸菌などもプラスされるのですから、活用しない手はありません。

ぬか床といっても、昔のような大きな容器に大量に作る必要はありません。冷蔵庫にスッキリ入るジッパー付きのビニール袋にぬか床が入っているタイプが売られているので、まずはそこから挑戦してみましょう。水と塩分も調節済みなので、初心者でも気軽にはじめられます。

一度、やせている人のキッチンを見学させてもらいましょう

体型のコントロールに失敗する方は、ただ意志の強さだけで食事の量を減らそうと考えている人が多い気がします。そういう方は、失敗の原因を「自分は意志が弱い」「体質的な問題がある」「遺伝的にやせにくい」などと思い込みがちです。

でも、本当にそうでしょうか。

食生活を変えるのは、簡単なことではありません。ただ頭で考えて実行するだけでは、うまくいかないのも当然なのです。

やせたいのであれば、食べることそのものをいきなり変えようと考えず、行動パターンや習慣から変えるようにしてみましょう。

たとえば、本書で述べてきた通り、お菓子のストックをやめる、キッチンをいつもきれいに保つ、朝食は必ず食べるなどなど、行動を変えるべきポイントはたくさんあ

ります。

そして行動パターンを変えるには、形から入るのが一番手っ取り早いと思います。

そこで提案です。やせている友人がいたら、一度キッチンを見学させてもらいましょう。キッチンに置かれているものや整理整頓の状態などを観察して、できる範囲で真似してみるのです。

キッチンを上手に整えて、行動から変え、今度こそ理想の体型を手に入れましょう。

Part 5

やせる調理、太る調理

お酒を飲みながらの料理は、楽しいけれど、いいことナシ！

料理とお酒の両方が好きな人の中には、休日お酒を飲みながらゆっくり料理を楽しむ人がいます。

これは一見、おしゃれな休日の楽しみ方に感じられますが、体型管理と健康の観点からはまったくおすすめできません。

お酒を飲めば、アルコールに強い人でも味覚が鈍ってきて、味つけが濃くなります。濃い味つけはお酒を進ませ、ごはんの食べすぎにもつながります。

食事がはじまった頃にはすでにほろ酔いになっているため、自分が食べた量がよくわからなくなってしまいます。お酒を飲みながらの料理はいいことナシ！と肝に命じておきましょう。

料理をする前のコップ1杯の水が、あなたの体型を守る

やせたい人は、食事やおやつの時間だけではなく、料理をするときも注意が必要です。無意識のうちに食材を切ってつまんだり、味見をしながらけっこう食べてしまったりしがちだからです。言われてみれば……と、思い当たる方もいらっしゃるのではないでしょうか。

料理中につまんだぶんだけ食事の量が減るならよいのですが、そうはいきません。料理が終わって食卓につけば、普通にひと通り食べてしまい、料理中にとったカロリーはそのまま余分な脂肪となって体に蓄えられてしまう可能性が大きいのです。

料理をするときにつまみ食いしがちという方は、ぜひキッチンに立つ直前に水をコップで1~2杯飲んでみてください。

パート1でも、食事の前に500㎖の水を飲むことで食欲が抑えられるという実験

についてふれていますが、これをつまみ食い防止にも応用するのです。

食事の前に水を飲むことが食欲を抑える効果があるという報告はいくつかあるのですが、水にはそれ以外にも素晴らしい効果があります。

たとえば、500㎖の水を飲むと人の代謝機能は3割も向上するという報告があり、その効果は約1時間ほど続くといわれています。

ですから、料理をはじめるときにまず1杯水を飲んで食欲を抑え、食事をはじめる前にもう1杯飲んで、カロリーの消費を促しましょう。

なお、さらに強く食欲を抑えたいなら、料理をはじめる前にマウスウォッシュをしたり歯を磨くという方法もあります。しばらくの間、口に物を入れたくないという気持ちが働くでしょう。ただし、味見はできなくなるので、手慣れた料理を作るときなどにお試しを。

キッチンでは常に音楽を？
食欲と音楽の不思議な関係

やせたいとは思っているけれど、いきなりそんなに大変なことはやりたくない、辛い思いはしたくない、手はじめに何からやればいいのかわからない、という方もいらっしゃると思います。

そんな方に、まず試していただきたい、誰でも簡単にできる方法をご紹介しましょう。

音楽の力を借りて、食事のコントロールを成功させるのです。

まず、キッチンで料理をしているときは、好きな歌をかけて一緒に歌いながら作りましょう。音楽をかけずに1人で歌ってももちろんかまいません。歌っている間は食欲が収まり、無駄なつまみ食いをしなくてすみます。

そして、食事をするときは、必ずＢＧＭをかけましょう。

このとき、好きな曲というより、静かなクラシックや環境音楽など、ゆったりした速度のリラックスできる曲を選ぶこと。

ゆっくりした音楽がかかっていると、自然と食べる速度も遅くなります。よく噛んで食べることで消化が早まり、満腹感が得られやすくなります。結果的に食べる量が減るのです。

リラックスして食べると食事の満足度も上がるため、食後の間食や夜食も抑えられます。

ちなみに、食事の際、モーツァルトをBGMにした場合にどんな効果があったか調べた研究論文によると、唾液の分泌量が増え、ストレスホルモンと呼ばれるコルチゾールが減ったと報告されています。つまり、消化吸収力が高まり、ストレスは減ったのです。さらに、唾液に含まれる免疫グロブリンIgAや、消化酵素のアミラーゼも増えたというのですから、音楽の影響は想像以上です。

しかも、音楽をかけるだけで効果が期待できるのですから、試してみない手はないと思います。これからは、ゆったりとした気分で適量の食事をするために、ぜひテンポが遅いクラシックなどを選んで食卓に流してみてください。

なお、ＢＧＭが大きすぎると味覚が鈍るという報告もあるので、なんとなく聞こえているくらいの音量にするとよいでしょう。

太りたくないなら、「揚げ炒め」は禁止です

料理にはさまざまな調理法がありますが、太りたくない！やせたい！という人に、この調理法の料理だけは避けてほしい、というものがあります。

油で揚げてから炒める、揚げ炒めです。

たとえば、酢豚のように、豚肉を1度揚げてから野菜と炒め合わせたり、なすなどの野菜や、えびなどの魚介を揚げてから炒めて味をつけたりする料理です。

言うまでもなく、油を2度使うことで食材にたっぷり脂質がついてしまいます。

同様に、厚揚げや油揚げ、チキンナゲット、ミートボールなど、すでに揚げてある食材をさらに炒めてアレンジするのも禁止です。

酢豚などは、豚肉を揚げずに作るレシピがインターネットなどでもよく紹介されているので、参考にしてみてください。

ほかの料理も、揚げるのではなく、レンジで加熱したり、ゆでたりする方法に切り替えましょう。

そもそも厚揚げや油揚げはダイエット中の方にはおすすめできない食材ですが、たまに食べるときは熱湯で油抜きし、炒め物以外の方法でいただくようにしましょう。

カロリーを減らせる料理法を身につける

たとえば、鶏のひき肉が100gあったとします。それだけだとカロリーは171kcalですが、どう調理するかによって、完成した料理のカロリーはかなり大きく変わってきます。

基本的に、もっともカロリーが上がりやすい調理法は、「揚げる」です。揚げている間に油を吸収するので、その分カロリーがアップします。特に、天ぷらやフライなどは衣の分だけカロリーが加わる上に、余計に油を吸いやすくなるので、もっともカロリーが上がる調理法といえるでしょう。

次に上がりやすいのは、「炒める」です。サラダ油やオリーブオイル、バターなど、どうしても油を使うからです。

その次が、「煮る」です。和食は煮る料理が多く、油を使わないのでヘルシーと思われがち。でも実際には、砂糖などの調味料を多用してしまうこともあり、意外とカロリーが上がることがあるので注意が必要です。

反対に、カロリーが下がりやすい調理法は、「ゆでる」と「蒸す」です。

肉や魚は、ゆでたり蒸したりすると油がお湯に溶け出すため、素材のカロリーは下がります。特に蒸した場合が、もっとも脂質が抜けやすいといわれています。

実際には、どんな食材と合わせるか、どんな味つけにするかによって、かなりカロリーは変わってきますが、「揚げる＞炒める＞煮る＞ゆでる＞蒸す」という、カロリーが上がりやすい調理法の順番を頭に入れておきましょう。自ずと意識するようになって、日々の献立がやせやすい内容に少しずつ変わってくるはずです。

ちなみに、炒める代わりにクッキングペーパーを使ってオーブンで焼けば、油を使わずに調理できるので、その分カロリーを抑えられます。

また、魚焼きグリルなどを使った網焼きも、油が落ちることでカロリーが少なくなります。ただし、網焼きは塩をかけすぎるとごはんを多く食べがちなので、単純に比較できない点もあります。

「生」もカロリーが上がりにくい調理法です。加熱しないので栄養素の損失が少ないというメリットもあります。しょうゆなどの調味料のつけすぎに注意すれば、魚の刺身は体型が気になる人にとって、最適のメニューといえるでしょう。

料理が苦手な人は、フライパン蒸しがおすすめ

体型が気になる方をはじめ、健康的な食事を心がける人には、カロリーが上がりにくい蒸し料理がおすすめです。

蒸し料理というと、せいろを使った本格的な料理をイメージして、「とてもできない」と思われる方もいるようです。

そんな方におすすめしたい、とても簡単でヘルシーな調理法が、「フライパン蒸し」です。

作り方は非常にシンプル。フライパンに好みの肉や魚、野菜を食べやすい大きさに切って入れ、大さじ2〜3杯の水を加え、フタをして中火にかけるだけです。

時間は食材や量によって異なりますが、蒸気が少なくなってきたらだいたい完成です。食材の様子を見て、水の量や調理時間は適宜調節してください。

これをポン酢につけて食べるだけで、素材の味がしっかり味わえる、おいしい一品になります。レモンやかぼすなどを絞って、少量の塩こしょうをつけて食べるのもよいでしょう。

非常に簡単な上に、たんぱく質食品と野菜がとりやすく、栄養バランスを整えやすいメニューでもあります。野菜は彩りを考えて組み合わせると、さらに栄養素が整います。

料理を作りすぎてしまう人は、鍋を小さい物に変える

太りやすくやせにくい人のお話を細かくうかがっていくと、必ずどこかに〝太らせ癖〟が隠れています。

たとえば、食事内容には気を使っていて、炭水化物などのとりすぎにも注意しているのに、なぜかやせない、という方がいました。キッチンを見せていただくと、スイーツやスナックなども見当たりません。

でも、冷蔵庫を開けてみたとき、あることに気づきました。かなり大きな鍋が入っていたのです。昨日作った肉じゃがでした。

おそらく、それがこの方の〝太らせ癖〟です。息子さん2人が独立してご夫婦だけだというのに、家族4人で使っていた鍋のサイズのままで料理を作っていたのです。キッチンにある鍋が人数の割に大きすぎて、いつも料理をたくさん作ってしまってい

たのです。

しかも、それが日常だったので、1人分の食べる量が多すぎることにも気がついていませんでした。なかなかやせない人の傾向として、ご自身が食べすぎているという意識がないことがあります。

一度作ってしまったら、もったいないので捨てるわけにはいかないでしょう。ちゃんと計画的に消費しない限り、食べすぎにつながります。

作りすぎによる食べすぎを防ぐために、煮物やカレーやシチューなどの煮込み料理がたくさんできてしまったら、次の日の分をきっちり容器に入れて冷蔵庫にしまい、さらに余る分は小分けにして冷凍保蔵してしまいましょう。

できることなら、最初から作りすぎないようにしたほうがベストです。少し小ぶりのサイズの鍋を購入して、それをメインで使うようにしてみてください。

基本的にその鍋で作ると決めてしまえば、作る分量は減らさざるを得なくなります。

同じ理由で、魚や肉など生鮮品の買いすぎにも、くれぐれも注意しましょう。

家族に料理してもらうときは、盛りつけだけは自分で!

体型が気になる人は、できるだけ自分で食事の内容と量を考えて管理するのが望ましいですが、週に1回程度、あるいは週末は「自分で料理を作りたい」というご家族もいらっしゃると思います。

そんなときは、「最近、太ってきたから、盛りつけだけは自分でやらせてね」と頼んでみてください。

人は家族に食べてもらおうと盛りつけるとき、ごはんを中心に、なんでもやや多めに盛りつけがちです。

また、家族に盛ってもらうと、人から提供されたものを食べるという受け身の姿勢になってしまいます。やせたいなら、自分で食べるものと食べる量を決めて、自らそれを実行する姿勢が非常に重要です。食事を人任せにしてはいけないのです。

「少なめでお願い」と頼んだとしても、家族が盛ると、自分で盛るよりは多めになる可能性が高いです。

そして、ちょっと多いなと思いながらも、人から提供されたことを言い訳にして、全部食べてしまうのです。

ですから、家族が料理をしてくれたときも、自分で量を加減して盛りつけ、自分で納得した上でいただくようにしましょう。

切れ味の悪い包丁が太る原因だった⁉

太る理由はカロリーのとりすぎばかりではありません。よく言われているように、日常的なストレスも、太りやすくなる一因です。

人はストレスを感じると、コルチゾールという〝ストレスホルモン〟の分泌が増えます。このホルモンは体の緊張状態を保つホルモンであり、血糖値の上昇を促す作用があります。血糖値が上昇すれば、インスリンの分泌量が増え、結果的に食事からとった糖質が脂肪として体に蓄えられやすくなります。

健康的な体型を保つためには、できるだけ日々のストレスをとりのぞく必要があるといわれるのは、そのためです。

そこで、キッチンの使い勝手もストレスフリーな状態を保っていただきたいわけですが、特に注意してほしいのが、包丁です。

毎日の調理の際に包丁の切れ味が悪いと、なかなかのストレスを感じるものです。ずっと研いでいない、切れない包丁を使い続けているということは、太る原因を放置していることになりかねません。少なくとも週に1回は、包丁を丁寧に研ぐ習慣をつけましょう。

包丁を研ぐ動きは単純な反復作業なので、〝ハッピーホルモン〟であるセロトニンの分泌が促されます。研いでいるときの音も耳に心地よく響き、心が落ち着きます。

よく切れる包丁を使っていれば、料理の際に野菜、肉、魚がうまく切れないストレスが軽減されるだけでなく、結果的に料理の仕上がりも良くなり、味もおいしく感じるでしょう。

フードプロセッサーは、あえて使わない

なめこおろしなどのおつまみをはじめ、天ぷらや鍋料理、そば、焼き魚、肉料理など、さまざまな場面で大活躍する大根おろし。

生の大根にはビタミンCや消化酵素、カリウムなどが豊富に含まれているので、美容と健康に効果的な食品といえます。カロリーも低いので安心しておすすめできます。たっぷりの大根おろしをオクラやなめこなどとあえた料理を食事の最初に食べれば、食欲を抑えるのにも役立ちます。

そんな大根おろしは毎日積極的に活用していただきたいわけですが、意外と嫌われているのが、大根をおろす作業。おろし金などを使って自分でおろすのは意外と腕が疲れるため、最近は、フードプロセッサーを使っている人が増えているようです。

でも、やせたいのであれば、ここはひとつ、器械に頼らず、ぜひ自分でおろしてい

ただきたいと思います。

無理に力を入れず、少しずつおろしていくと、フードプロセッサーより時間はかかりますが、それほど苦になりません。

おろす作業は単純な反復作業なので気持ちも落ち着きますし、多少なりとも料理中にエネルギーを消費することができます。

慣れてきたら、山芋などをすりおろすときも、自分でやるようにしましょう。

おじややリゾットにすれば、少量のごはんで大満足！

体型が気になりはじめたら、ぜひ見直したいのは、やはりごはんの量です。ご存じの通り、ごはんは糖質が多くカロリーが高いので、毎日ごはんをたくさん食べていたら、やせるのは無理です。

とはいえ、ごはん好きな人がごはんを減らすのはかなり大変なようです。今までお茶碗に大盛り1杯食べていた人に、ごはんは半分にしましょうと言ったところで、すんなり減らせる人はごくわずかです。

そこで私は、ごはんを減らしたい人には、おじややリゾットにすることをおすすめしています。水分を加えるとごはんが膨らむので、量は多く見えます。今までの半分くらいに減らしても、量的にはちゃんと食べた気になれます。食欲も満たされ、無理なくごはんの量を減らせます。

フルーツ好き女子へ。果物は小さくカットして食べましょう

特に女性に多いのですが、太る原因のひとつに、果物の食べすぎがあります。脂っこいものや炭水化物、スイーツなどはがんばって控えるのですが、その反動もあって、今まで以上に果物をたくさん食べてしまうのです。

果物は体に良いイメージもあるので罪悪感が少なく、むしろやせやすくなると思って食べている方もいるようです。

もちろん、多くの果物にはさまざまなビタミンが豊富に含まれていますが、カロリーは高く、果糖を多く含むものが少なくありません。果糖は体内で中性脂肪になりやすい糖質であり、特にやせようとしている人はとりすぎ注意です。

厚生労働省では、果物について、1日に200g程度を摂取の目安としています。果物の一例を挙げてみましょう。

イチゴ大8個、柿1個、キウイ2個、スイカ1／24個、ナシ2／3個、巨峰20粒、桃1個、リンゴ中約3／4個、温室メロン2／3個、ミカン2個、マンゴー1／2個です。

もし果物が大好きで、この量だと物足りなく感じてしまう人は、果物を細かくカットして器に盛ることをおすすめします。

輪切りやくし型切りではなく、サイコロ状に切るのがポイント。細かく切ると量も多く見えますし、フォークを使ってひと口ずつ味わって食べることで、少なめの量でもかなり満足できるはずです。

料理の味つけをシンプルにすると、みるみるスタイルが良くなっていく！

やせている人のキッチンは、余計なものが置いていなくて、非常にシンプルです。食生活もシンプルで、本当に必要な分しか食べることがなく、余計なものを口に入れません。

同じことは、料理にもいえます。調味料も必要最低限の種類と量しか並んでいませんし、あまり手の込んだメニューも作らない方が多いようです。特に、味つけは非常にシンプルです。

なかなかやせない方は濃い味つけが好きな方がとても多いです。お話をうかがってみると、揚げ物にソースとケチャップの両方をかけたり、カレーにしょうゆやウスターソースをプラスするなど、さまざまな場面で調味料を多用しています。

しかも、そういう人はこってりした味つけが好きなので、揚げてから炒めたり、炒めてからチーズをかけてオーブンで焼いたりと、工程が多くて脂質がオーバーしやすい料理を作る頻度も高い印象があります。

実際、調味料の使いすぎの懸念が見受けられたある患者さんにシンプルな味つけをアドバイスしたところ、3か月後には体重が2キロ減り、血液データも改善されていました。「おいしくしようといろんな調味料を使っていましたが、シンプルなほうがよいことに気がつきました。おかげさまで、主人の血液データもよくなりました」とうれしそうに話されていました。

何度かふれてきた通り、調味料、油、チーズなどはカロリーが高いので、こうした料理を食べ続けていれば、カロリーは着実に積み重なっていくでしょう。

やせたいのであれば、キッチンも味つけも、料理工程もすべてシンプルにしましょう。そのほうが、どんな食材、調味料をどれだけ使っているのかおおまかに把握でき、太りやすい料理を未然に防げます。

Part 6

やせる食材選び

パンにぬるものは低糖質に、ごはんのお供は減塩のものに変える

やせたいのであれば、特に注意したいのが、カロリーが高い主食の食べ方です。ちょっと工夫するだけで、やせやすくなる方法があるとしたら、すぐにでも実践してみたいと思いませんか。

実は、とてもお手軽な方法があります。

パンにぬるものは低糖質タイプに、ごはんのお供は減塩のものに買い替えるのです。ハチミツやジャムに含まれている果糖には脂肪を体につきやすくする働きがあるので、減らすにこしたことはありません。低糖質タイプにすれば、果糖の量もカロリーも下がります。

また、甘味が強いとついたくさん食べがちなので、低糖質に変えるだけで、パンを食べる量も減らせるはずです。

ごはんのお供といえば、佃煮や漬け物、梅干しなどがありますが、これらを減塩タイプにすると、やはりやせやすくなります。

理由は、まず、塩分が強いとついごはんが進んでたくさん食べてしまいがちだから。さらにもうひとつの理由が、塩分をとると脂肪が体に蓄えられやすくなるからです。仕組みはまだ完全に明らかにはなっていませんが、近年になって、世界中の複数の研究から、塩が肥満と関連することがわかってきました。

そもそも人間には、飢餓や脱水状態にさらされても生き延びることができるように、いろいろな能力が備わっています。

その代表的な能力のひとつが、体脂肪を蓄える力です。

実は体脂肪が分解されるときに、エネルギーだけではなく代謝水という水分が生み出されます。つまり、人が体脂肪を蓄えるのは、体脂肪が水分の元にもなるからだと考えられるのです。

そのため、人の体は飢餓状態に陥ると、生き延びるために、体脂肪をできるだけ蓄えるように働きはじめます。要するに、太りやすい状態になるのです。

そして、人の体を飢餓状態と錯覚させてしまう成分のひとつが、実は塩分だと推察されています。私たちが塩分をとると、飢餓スイッチがオンになり飢餓状態だという指令が体内で発せられ、食事でとった糖質が果糖に変換され脂肪が蓄えられてしまうと考えられているのです。

もちろん、塩分のとりすぎは血圧上昇につながり、健康上も大きな問題になることはいうまでもないでしょう。

やせやすい体になるために、パンにぬるものやごはんのお供を見直して、糖質と塩分をできるだけとらないように工夫していきましょう。

やせている人は、小分けにしたり、少ないタイプを選んでいる

スーパーに買い物に行くと、精肉売場などでは、お得なジャンボパックなどが目にとまるものです。物価高騰の折、こうした買い物は確かに経済的です。

でも、家に帰ってから、そのまま全部調理したり、丸ごと冷凍庫に入れたりしていませんか。

こうなると、一度に調理する量までジャンボサイズになり、食べる量が増えて太りやすくなってしまいます。せっかく安く買い物ができても、太ってしまっては元も子もありません。

ジャンボパックを購入してきたときは、1人100gぐらいずつ、たとえば、1人暮らしなら100g、2人暮らしなら200g、3人暮らしなら300gずつ、小分けにしてから冷凍するようにしましょう。

そうすれば、常に必要な分だけ調理できるので、よけいに食べてしまうことがなくなります。

買ってきた食材を小分けにするのが面倒に感じるなら、やはり最初から少ないタイプを買うようにしましょう。

肉に限らず、肉の加工品や魚の切り身なども同様です。

また、マヨネーズやケチャップは、経済的だからと大きなサイズを買ってしまうと、どうしてもどんどん使ってしまいがちです。カロリーがかなり高いので、小さなサイズを買って、少しずつ節約しながら使うようにするとよいでしょう。

同じ理由で、バターは5gずつに切れているタイプや個装タイプがおすすめです。

毎回、自分がどれくらい使っているのかちゃんと把握でき、使いすぎを防げます。

ぜひ、キッチンに常備しておきたい「やせる食材」とは

「これがあると太りやすくなる」という食材があるように、「これがあるとやせやすくなる」という、ぜひ常備しておきたい食材があります。

それが、のり、もずく、めかぶ、昆布、わかめなどの海藻類です。

これらは、いずれもカロリーが低く、ミネラル分や水溶性食物繊維も豊富で、とてもヘルシーな食材です。味わいもしっかりしているので、小腹がすいたときに食べると満足感が得られます。

こうした海藻類がないと、お腹がすいたときについついポテトチップやカップラーメンなどに手が出てしまいがち。そうした太りやすい食品は極力買うのをやめて、ぜひ海藻類を常備するようにしてください。

食卓にオリーブオイルはNG。「健康のために」が、肥満の原因に

私たちが日頃からよく口にしている食材には、とにかく健康にいいと誤解されているものがいくつかあります。

その代表がオリーブオイル。一般的な植物油に比べて体に良い油と信じられていて、サラダにスープにと、何にでもかけてしまう人がいます。

確かにオリーブオイルはポリフェノールやβ-カロテンが豊富なので、適量とるとアンチエイジング効果が期待できます。しかし、肝心のカロリーは他の油と一緒です。たくさん食べていれば、当然肥満の原因になってしまうでしょう。

いつでも使えるように、オリーブオイルをしゃれた小瓶に入れて食卓に置いている人もいるようですが、やせるキッチンとしてはとてもおすすめできません。オリーブオイルも油は油。必要最低限を使用するようにしましょう。

意外な盲点！
ひき肉料理が多いと、脂質のとりすぎに

昨今の「たんぱく質ブーム」の影響もあってか、努めて肉類を食べるようにしている人が増えています。これ自体は決して悪いことではないのですが、どんな肉を食べているかによって、太りやすくもやせやすくもなります。

バラ肉、脂身や皮がたくさんついている肉、サシの入った牛肉などが太りやすい食材というのは皆さんもご承知だと思いますが、意外と油断してしまうのが、ひき肉。

ひき肉の問題は、100g単位でカロリーを比較してみれば一目瞭然です。

豚ひれ肉118kcalに対して、豚ひき肉209kcal。

鶏むね肉（皮なし）105kcalに対して、鶏ひき肉171kcal。

牛ひれ肉（国産）177kcalに対して、牛ひき肉251kcal。

いかがでしょうか。

特に豚肉などは、ひれ肉よりひき肉のほうが倍近くカロリーが高いのです。ひき肉には、ロースの切れ端や鶏の皮なども入ることが多いため、どうしても脂質が多くなる傾向にあります。

ひき肉料理は、お子さんも好きだし、肉が比較的苦手な人でも食べやすく、常備している人が多いようです。でも、ひき肉料理ばかり食べていると、知らず知らずのうちに体脂肪率が上がってくる可能性があるでしょう。

脂質のとりすぎは、健康にも悪影響を及ぼします。ひき肉料理は食べすぎに注意して、1週間に1回くらいにとどめておきましょう。

サラダの食べ方が、「やせる」を制する⁉

やせるために、健康のために、毎食たっぷりのサラダを食べているという人がいます。

一見、聞こえはいいのですが、そういう人が必ずやせているかというと、実際にはそうとも限りません。

サラダをたっぷり食べているのにやせない人とやせる人、その違いはどこからくるのでしょうか。

ポイントは、ドレッシングです。やせにくい人、かえって太る人は、たいがい市販のドレッシングを使っているものです。

市販品は味も工夫されていておいしいのですが、多くの場合、油が2に対して酢が1で作られています。たっぷりかければそれだけ油の摂取量が増え、カロリーは上昇してしまいます。味が濃く塩分も多いため、これも太りやすい一因になります。

つまり、せっかくサラダをたくさん食べていても、市販のドレッシングをいっぱいかけていたら、野菜というより、むしろ大量の油と塩を食べているようなもの。とても健康的とはいえません。

一方、やせやすい人は、油の比率を減らしたお手製のドレッシングを使っている人が多いようです。

私のおすすめは、油と酢が1対1。塩、こしょう、しょうゆなどの調味料も少なめにして、野菜そのものの味を味わうようにするとよいでしょう。

ドレッシングは作り置きせず、食べるときに少量の酢、オイル、塩、こしょうを振るだけでも、十分にサラダをおいしくいただけます。このとき、レモンやかぼす、ゆずなどの柑橘類をぎゅっと絞ると、塩分をさらに控えめにできます。

マヨラーには、無脂肪ヨーグルトと塩麹が味方です

マヨネーズは、できるだけ控えてほしい調味料の代表的存在です。大さじ1杯80kcalもあり、毎食のように使っていたら、カロリーの蓄積は相当なものになります。

実際、太っている人にはマヨネーズをよく使う方が少なくありません。何にでもマヨネーズをかけないと気が済まない、いわゆる「マヨラー」の方には、「使う量を減らしましょう」と言っただけではなかなか減らしてもらえません。

そこで私は、マヨラーの方にはマヨネーズのカロリーを抑える秘策をお伝えしています。

マヨネーズを器にとったら、無脂肪ヨーグルトで薄めるのです。薄ければ薄いほどカロリーは減らせますが、最初は少しずつ薄めるのでよいと思います。

ただし、おいしくなければ長続きしないので、塩麹を少し加えてください。コクを

保てる上に、有用菌（いわゆる善玉菌）が追加できます。腸内環境を良くする働きもプラスされ、一石二鳥です。

味覚には〝慣れ〟もあります。最初は「物足りないな」と感じても、しばらく続けているとちょうど良く感じるようになってくるものです。

ポテトサラダやタルタルソースなどを作るときも、ぜひ応用してみてください。

なんと、冷蔵庫で冷やすと甘くなる果物は…太る！

最近、果物の甘味成分のひとつである果糖が中性脂肪に合成されやすいことが、広く知られるようになってきました。果物はビタミン類が豊富ですが、果糖を多く含んでいるものもあるため、注意が必要です。

特に、冷蔵庫で冷やすと常温より甘くなる果物は、果糖が多い証拠。ブドウ、リンゴ、ナシ、キウイなどは果糖が多い果物なので、あるとあるだけ食べてしまう人は、1回に食べる分だけ買うようにしましょう。

もしたくさん買ってしまったら、ものによりますが、食べやすくカットして、少量ずつ小分けにして冷凍しておきましょう。1回に食べる量を減らせます。

あるいは、甘味の少ない柑橘類を食べるようにするとよいでしょう。

買い物に行く前に、あるコトをするだけで、やせ体質に変わる⁉

あなたは、スーパーなどに食材を買いに行くとき、事前にメモなどを用意してから出かけていますか。

ちゃんと買うものを決めてから買い物に行っている人は、食材と食事内容の管理ができている人が多く、あまり太っていません。

これに比べて、準備せずに買い物に行く人は、太りやすい傾向が見られます。

何も確認せず無計画に買い物に行くと、ついつい自分の好きな食べ物や必要がない特売品、「あ、あれ、もうなかったかも」と勘違いして買わなくてよいものなどを買ってしまいます。結果的に、毎日、似たようなものを食べるはめになり、知らず知らずのうちに食べ方の偏りや糖質、脂質、カロリーのとりすぎにつながるのです。

メモを用意するのが面倒なら、買い物に出かける前に、冷蔵庫の中の写真をスマホで撮影していくようにしましょう。店内についたら、その画像を確認しつつ、本当に必要な食材だけを買うようにするのです。

少なくとも、まだ冷蔵庫にある食材は買い控えるようになるので、不要なものを買わなくなり、経済的です。だぶって買ってしまい、消費のために食べる量が増えたり、腐らせてしまうこともなくなります。

プリンやシュークリーム、アイスクリームといった太りやすいスイーツやお惣菜も、買い物に行くたびになんとなく買ってしまうことがなくなり、食べる回数が減っていくはずです。

クロワッサンやロールパンは、買ったらすぐに冷凍が、おすすめなワケ

皆さんは、食パン、クロワッサン、ロールパンなどは、キッチンのどこに、どのように保存していますか。ビニール袋に入った状態で、目につくところにそのまま置いている方が多いのではないでしょうか。

実はこれは、太りやすいキッチンにありがちな特徴のひとつ。決しておすすめできません。

食パン、クロワッサン、ロールパンなどは、買ってきたらすぐにそのまま冷凍してしまいましょう。こうすると、「先行刺激」による無駄食いが防げ、やせやすくなるのです。

先行刺激とは、何かしら行動を起こすきっかけとなる刺激のこと。

この場合、おいしそうなパンの姿が目に入ることが先行刺激になり、食行動に走っ

てしまうということです。おいしそうな食べ物が目に入ると、お腹がすいている・いないにかかわらず、ついつい食べてしまうのはそのためです。

皆さんも、食べる気はなかったのに、おいしそうなパンやお菓子がふと視界に入ったことで、思わず手を伸ばしてしまったという経験があるはずです。

お腹がすいて栄養を補給する必要があるから食事をするのが、私たちの本来あるべき食行動です。先行刺激による無駄なカロリー摂取を減らすために、買ってきたパンはすぐに冷凍室に入れてしまいましょう。

こうすれば目に入ることもなくなりますし、仮に食べたいなと思ってもすぐに口に入れることができなくなるので、必然的に食べる回数が減らせます。

ごはん好きは知っておきたい「こんにゃく米」とは？

食事のカロリーは落としたい。でもごはんは大好きなのでどうしても減らせない……。そんな悩みをお持ちの方は少なくありません。

ごはんが好きなのに無理に減らそうとすると、かえって間食が増えたり、途中で我慢ができなくなってどか食いをしてしまったりしがちです。

そこでぜひ試してほしいのが、こんにゃく米です。聞いたことはあるかと思いますが、実際どんなものか誤解されている方も多いようです。

乾燥タイプと生タイプがありますが、いずれも白米を炊くときに混ぜるだけで、おいしくいただけます。お米の形をしたこんにゃくですが、炊き上がりの見た目はほとんどお米と変わりません。一部のお米がこんにゃくに置き換わることで、糖質とカロリーを減らすことができます。たとえば、普通のごはんは100gで156㎉ですが、こんにゃく米は、100gで68・8㎉と半分以下です。

どれくらい混ぜるかはお好みです。最初は1割くらいからはじめて、慣れてきたら3割くらいにと、少しずつ増やしてみましょう。

こんにゃく米というと、においや食感が気になるという人もいますが、最近はかなり改善されてきているので、あまり気にならないと思います。

また、こんにゃく米には食物繊維が豊富なので、これも健康にとっては大きなメリットとなります。食物繊維は余分な糖の吸収を抑える、便通を整えるなどの働きがあります。

ただし、食べすぎるとお腹の調子が悪くなる人もいるので、やはり最初は少なめから試してみるとよいでしょう。

太りそうなものが食べたくなったら、「置き換え食べ」で乗りきる

やせるのは辛く苦しいもの――。そう思い込んでいませんか。

とにかく食べたいものを我慢しなければと思うばかりでは、気分的にイライラするし、毎日が楽しくなくなってしまいます。やせたい人は「置き換え食べ」を積極的に活用して前向きな気持ちで乗りきり、結果を出しましょう。

たとえば、アイスクリームが食べたくなったら、かき氷やシャーベットで代替する。ジュースやフルーツで手作りするのもおすすめです。ヨーグルトを凍らせたフローズンヨーグルトもいいですね。

甘い飲み物が飲みたくなったら、カロリーゼロの甘味料を利用しましょう。清涼飲料水が飲みたいときは、ただの炭酸水に液体の甘味料を入れる。コーヒーや紅茶なども同様です。

プリンやババロアが食べたくなったら、ゼロカロリーの甘味料や無脂肪牛乳を使って手作りする、あるいはコーヒーゼリーや牛乳寒天で代替することをおすすめします。

カロリーが気になる炭水化物のメニューでも、工夫次第で置き換え食べが可能です。パスタが食べたくなったときは、しらたきやこんにゃく麺を混ぜるとその分カロリーが減ります。ごはんやピラフなどは、こんにゃく米を使ってみましょう。

ついついたくさん食べてしまうカレーは、市販のルウを使うのをやめて、小麦粉不使用のカレー粉で作りましょう。市販のルウは小麦粉と油脂がたくさん使われているので、おすすめできません。

置き換え食べを実践していけば、お腹も心もかなり満足でき、無理なく自然と体重が減っていくでしょう。

チーズ好きは、「カッテージチーズ」を選びたい

チーズといえば、乳製品であり、たんぱく源にもなるので、「体に良い食材」というイメージが強いでしょう。さまざまな種類があり、日本におけるチーズの人気は高まる一方です。

でも、残念ながらチーズは、やせたい人にはあまりおすすめできない食品のひとつです。ご存じのように、カロリーが高いからです。

たとえば、プロセスチーズ1個20gで63kcal、クリームチーズは1個20gで63kcal、ブルーチーズ1個20gで65kcalもあります。

また、パスタやオーブン料理などでパルメザンチーズをたくさんかける方もいますが、こちらも大さじ1杯で27kcalあります。

それでもどうしてもチーズが食べたいという方は、ぜひカッテージチーズを選ぶよ

うにしてください。脱脂乳を原料としているので、普通のチーズよりぐっとカロリーが低く、20gで20kcalと、一般的なチーズの3分の1以下です。

カッテージチーズはそぼろ状なので、使い勝手が良いのも利点です。おつまみとしてパンやクラッカーにのせて食べるのもいいですし、パルメザンチーズのようにパスタなどの上にふりかけるようにして食べてもおいしくいただけます。

また、ペースト状のカッテージチーズもあります。用途にあわせて利用すると良いでしょう。

値段も安めなので、冷蔵庫に常備するなら、ぜひカッテージチーズを選んでみてください。

チーズ好きは、「豆腐チーズ」を作りたい

たんぱく質やカルシウムが豊富なチーズは、健康面から考えれば毎日食べてほしい食材のひとつ。

ただし、前述した通りカロリーが高めなので、やせたい人は食べすぎに注意する必要があります。1日に食べてもよいのは、20gまで。よくある三角形のチーズであれば、1個までです。チーズ好きの方にとっては、ちょっと物足りない量かもしれません。

そんなチーズ好きの方は、チーズの代わりになる「豆腐チーズ」を活用してカロリーを抑えましょう。

作り方は簡単です。木綿豆腐1丁を水切りし、4分の1くらいに切っておきます。作りやすい手ごろな大きさでかまいません。

ラップを広げてまんべんなく味噌をぬり、そこに切った豆腐を置き、豆腐全体に味噌がつくようにぴったりと包みます。

これを3日ほど冷蔵庫に寝かせておくと、適度に水分が抜け、味噌の発酵臭もついて、まるでチーズのようなおいしい状態になります。

ラップをはがしたら、指で味噌をぬぐい、適当な厚みにスライスして、食卓へどうぞ。おつまみでモッツァレラチーズの味噌漬けがありますが、まるで似たような味わいが楽しめます。

塩分は多少上がりますが、なんといっても豆腐ですから、高たんぱくで、脂質もカロリーも低く、チーズのように量を気にする必要はありません。

冷蔵庫に入れておけば、2~3日は日持ちします。ちなみに、残った味噌は、多少味が薄くなりますが、味噌汁を作るときに使えます。

間食はヨーグルト、と迷わず決める

太る元凶といえば、やはり間食。食事の量や内容に注意しても、間食で毎日スイーツやお菓子を食べてしまえば、元の木阿弥です。スイーツやお菓子は脂質や糖質が多いので、食事以上に注意が必要です。

やせたいのであればできれば間食はしてほしくないのですが、急に習慣を変えるのはなかなか難しいもの。食事の量と内容に気を遣っている上に、間食も一切やめるというのは、辛いでしょう。

そこで、どうしても間食をしたい人に私がおすすめしているのが、ヨーグルトです。3時のおやつなど、何か食べたい気持ちが強くなったら、お菓子ではなくヨーグルトを食べるのです。

できれば無糖のものが望ましいですが、厳しければ甘味のあるものや果物が入っているものでもよいでしょう。それでもスイーツやスナック菓子などを食べるよりはヘルシーです。

また、プレーンヨーグルトをペーパータオルを敷いたザルで水切りすると、濃厚な味わいのちょっとしたデザートに変身します。食べるときに甘味が欲しい場合は、カロリーゼロの甘味料を利用しましょう。

ちなみに、厚生労働省と農林水産省が合同で発表している「食事バランスガイド」には、ヨーグルトをはじめとした乳製品を、毎日とったほうがよい食品に挙げています。

日本人に不足している栄養素といえばカルシウムと食物繊維が挙げられますが、カルシウムはヨーグルトを食べると補給できます。さらに、キウイをプラスすると、食物繊維も一緒にとれます。

余分なカロリーを減らし、必要な栄養素を補えるヨーグルト。これからの間食は、迷わずヨーグルトを選びましょう。

太っている人は、バナナやハチミツを常備している？

なんとなく、体に良いイメージがあるバナナとハチミツ。

バナナは皮を手でむくだけで簡単に食べられるので、朝食や昼食代わりにしたり、おやつや夜食にと、毎日何本も食べている人がときどきいらっしゃいます。

お話をうかがってみると、たいがい「バナナは体に良いので、いつも房で買って常備しています」とおっしゃいます。

ちなみに、バナナ1本のカロリーは77kcal。1日に3本食べれば231kcalにもなり、これは、ごはんお茶碗1杯252kcalと同程度。なかなかの高カロリーです。

一方ハチミツは、砂糖より甘味が強いため、使用量を減らせてカロリーを低く抑えられます。そのため、砂糖の代わりの甘味づけに何にでも使っている、という人がいます。そういう方のお宅には、たいがいハチミツの大びんがドンと置いてあります。

でも、残念ながらバナナやハチミツをキッチンに常備している人は、太っている人が多いように感じます。

そのもっとも大きな原因は、果糖。バナナには1本あたり約2・2g、ハチミツには小さじ1杯あたり約2・8gの果糖が含まれています。砂糖の果糖は小さじ1杯あたりほぼ0gですから、バナナやハチミツをよく食べていると、どうしても果糖のとりすぎにつながるのです。

過剰な果糖は肝臓で中性脂肪に合成されるため、体に脂肪がつきやすくなります。脂質異常症や脂肪肝の原因にもなるので、とりすぎは禁物。

バナナとハチミツは必要なとき少なめに買って、常備しないようにしましょう。

いつも捨てている野菜の皮が、ダイエット食に変身！

にんじん、大根、れんこん、うどなどの皮や、セロリのスジ、キャベツの芯、ブロッコリーの茎、セロリや大根の葉っぱ、これらは一般的には捨てられる運命にあります。

でも、ちょっと待ってください。これらはみんな、やせるキッチン的には、〝お宝〟ともいえる存在です。捨ててしまってはもったいない！

野菜の皮や葉っぱ、スジ、芯、茎には、可食部分よりも食物繊維がたくさん含まれているのです。

食物繊維は、余分な脂肪や食塩などを体外に排出したり、血糖値の急上昇を防ぐ働きがある、ダイエットと健康のためにとてもありがたい成分です。

腸内細菌のエサにもなるし、排便を促進して腸内環境を整えるのに役立ちます。

また、私たちの体は、デブ菌が増えると太りやすい体質となり、やせ菌が増えると、やせやすい体質になります。

ある腸内細菌を解析した報告によると、便秘の人は、そうでない人に比べてやせ菌が減っており、その一方、デブ菌や悪玉菌が増えていることがわかりました。

ですので、腸内環境を良好にすると、善玉菌が力を発揮してさまざまな場面で健康にプラスに働き、結果的にやせやすい体質に近づいていきます。

野菜の皮はきれいに洗って、細めの千六本（2㎜程度の太さ）に切って炒め、きんぴらにするのがおすすめです。

セロリの葉っぱは刻んで炒め物にしたり、味噌汁の具などにも使えます。大根の葉っぱもゆでて細かく刻めば、ごはんに混ぜたり、味噌汁の具に入れたりと、いろいろ使えます。

特に、野菜の皮や葉の部分は、ポリフェノールやカロテノイドも多いので、アンチエイジングの観点からもとても良い食材といえるでしょう。

本文デザイン…青木佐和子
編集協力…上原章江

人生の活動源として

いま要求される新しい気運は、最も現実的な生々しい時代に吐息する大衆の活力と活動源である。

文明はすべてを合理化し、自主的精神はますます衰退に瀕し、自由は奪われようとしている今日、プレイブックスに課せられた役割と必要は広く新鮮な願いとなろう。

いわゆる知識人にもとめる書物は数多く窺うまでもない。

本刊行は、在来の観念類型を打破し、謂わば現代生活の機能に即する潤滑油として、逞しい生命を吹込もうとするものである。

われわれの現状は、埃りと騒音に紛れ、雑踏に苛まれ、あくせく追われる仕事に、日々の不安は健全な精神生活を妨げる圧迫感となり、まさに現実はストレス症状を呈している。

プレイブックスは、それらすべてのうっ積を吹きとばし、自由闊達な活動力を培養し、勇気と自信を生みだす最も楽しいシリーズたらんことを、われわれは鋭意貫かんとするものである。

—創始者のことば— 小澤和一

著者紹介
森 由香子
管理栄養士。日本抗加齢医学会指導士。
東京農業大学農学部栄養学科卒業。大妻女子大学大学院（人間文化研究科 人間生活科学専攻）修士課程修了。医療機関をはじめ幅広い分野で活動中。クリニックで、入院・外来患者の栄養指導、食事記録の栄養分析、ダイエット指導、フランス料理の三國清三シェフとともに、病院食や院内レストラン「ミクニマンスール」のメニュー開発、料理本の制作などの経験をもつ。日本サルコペニア・フレイル学会会員・日本認知症予防学会会員・日本排尿機能学会会員・日本時間栄養学会会員。抗加齢指導士の立場からは、〈食事からのアンチエイジング〉を提唱し、「かきくけこ、やまにさち」® 食事法の普及につとめている。

ダイエットしたい人《ひと》の
やせるキッチン

青春新書 PLAYBOOKS

2023年11月25日 第１刷

著者 森《もり》由《ゆ》香《か》子《こ》

発行者 小澤源太郎

責任編集 株式会社プライム涌光
電話 編集部 03(3203)2850

発行所 東京都新宿区若松町12番1号 〒162-0056 株式会社青春出版社
電話 営業部 03(3207)1916 振替番号 00190-7-98602

印刷・三松堂 製本・フォーネット社

ISBN978-4-413-21206-9

青春新書 PLAYBOOKS

人生を自由自在に活動する――プレイブックス

長生きしたければ
「呼吸筋」を鍛えなさい

本間生夫

免疫力が高まる、自律神経が整う、
誤嚥や認知症を予防する
大切なのは、「吸う筋肉」と
「吐く筋肉」のストレッチ

P-1196

のっけ盛りが毎日楽しい
100円でお弁当

検見﨑聡美

手間も食材費もかからない！
「おいしく」乗りきる！
チリチキン弁当、卵グラタン弁当
さけのねぎマヨ弁当…など52品

P-1197

50歳からは
「食べやせ」をはじめなさい

森由香子

50代のダイエットは健康寿命の
分岐点！　筋肉をつけながら、
脂肪を落とす――最新栄養学
から導き出した食べ方とは

P-1198

動ける体を取りもどす
「姿勢筋」トレーニング

比嘉一雄

体力も健康もすべては
姿勢の改善からはじまる！
「スロトレ」だから、
自宅でひとりで鍛えられる

P-1199

お願い　ページわりの関係からここでは一部の既刊本しか掲載してありません。
折り込みの出版案内もご参考にご覧ください。

青春新書 PLAYBOOKS

人生を自由自在に活動する――プレイブックス

かけるだけで絶品おかず
かけだれ30

検見﨑聡美

和食、洋食、イタリアン、フレンチ、中華――
時短料理も、ごちそうになる！
「おいしい！」の新しい作り方

P-1200

「お金が貯まる人」の習慣、
ぜんぶ集めました。

ホームライフ取材班［編］

そんな秘密があったのか！
同じ収入でもマネするだけで
大きく差がつく107項

P-1201

100歳まで切れない、詰まらない！
血管の老化は「足」で止められた

池谷敏郎

「足の血管力」アップが高血圧、
糖尿病、脂質異常症を改善し、
脳卒中、心筋梗塞、突然死を防ぐ!!

P-1202

「脱力」はなぜ体にいいのか
「痛み」と「疲れ」を1分でとる体操

鈴木亮司

腰痛・肩コリ・疲労感・不眠・
うつ症状…その不調は
「気づかない緊張」が原因だった！

P-1203

お願い　ページわりの関係からここでは一部の既刊本しか掲載してありません。
折り込みの出版案内もご参考にご覧ください。